# 和心理医生看电影

### 女性篇

包祖晓　包静怡·著

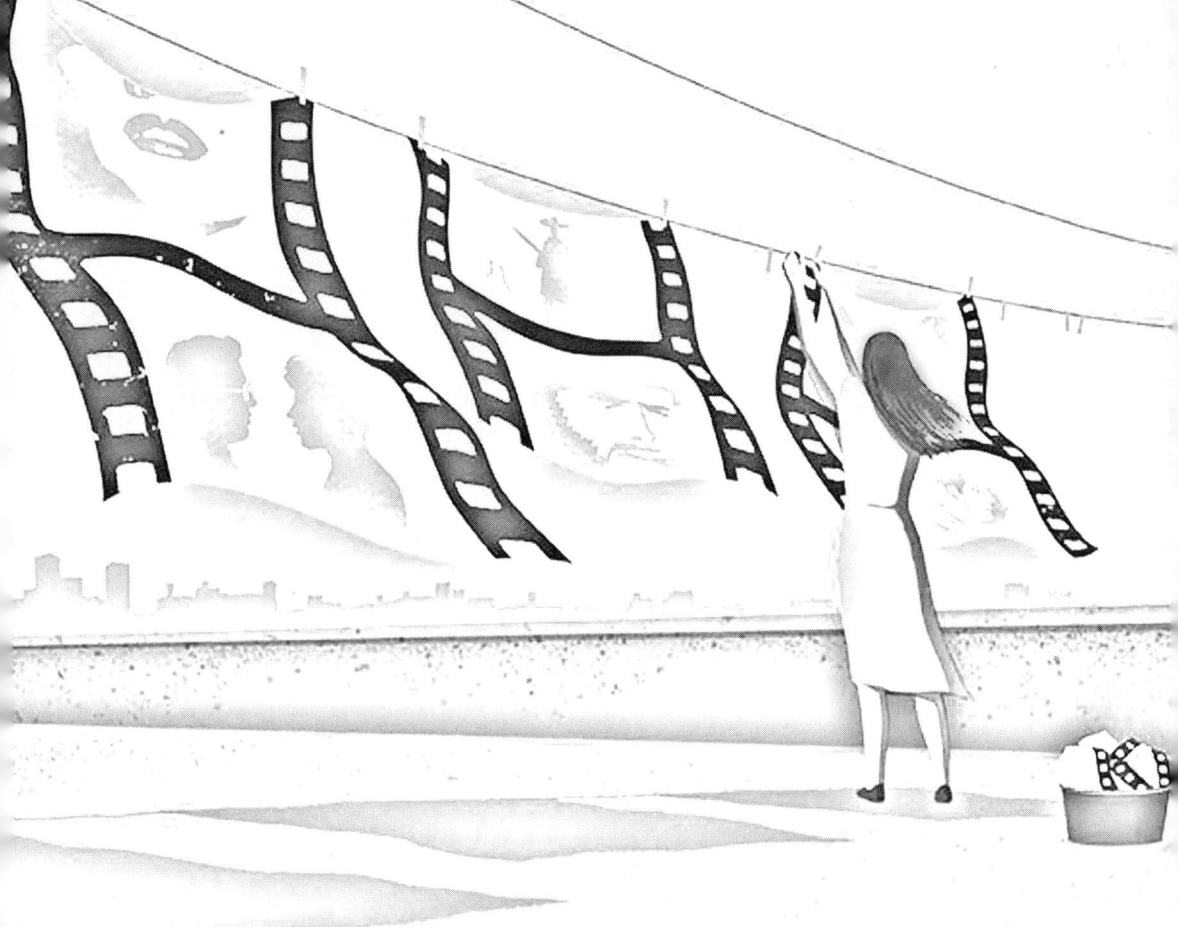

华夏出版社
HUAXIA PUBLISHING HOUSE

献给在尘世中苦苦挣扎的弱女子，不管你是女孩还是女人，希望你们恢复"大母神"的力量，摆脱"精神小脚"；

献给在尘世中呼风唤雨的女强人，希望你们摆脱"父亲的女儿"这一角色，恢复女性特质；

献给希望理解女性的男士，让你们学会正确对待女性这一特殊生物；

献给努力培育女性气质的父母、教师和社会各界；献给电影爱好者。

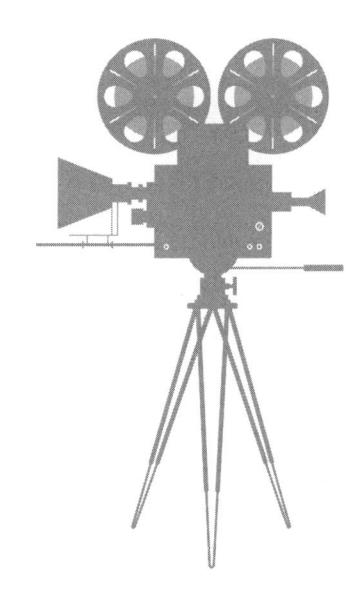

# 前 言

女性素有"大母神"之称，具有无比强大的威力，在中国神话传说中的典型代表人物有西王母、女娲、瑶姬、孟姜女和白娘子。其中的西王母与女娲属于同一原型，是阴性能量的极致表征，她是阴阳同体、独立存在、统御全宇宙的大神，既代表着西方和死亡，也是长生的赐予者，是和谐宇宙的象征；瑶姬曾被称为中国的爱神，她对性爱的态度积极主动，非常自然和自由，不受任何礼法的约束；孟姜女在丈夫范杞梁修长城累死之后居然把长城哭倒了，代表着女性对"男权社会"的救赎；白娘子冒着生命危险救丈夫许仙，却被丈夫出卖，最后被永镇雷峰塔之下，象征着"男权社会"对女性力量的恐惧和摧残。

苏珊·卡西尔曾经在她的著作《仙界与圣爱：中国中古世纪的西王母》一书中用遗憾的口吻写道："不像欧洲和日本，中国并没有留下新石器时代大母神的任何蛛丝马迹。"这就是说，随着男性处于支配地位、女性处于从属地位（性别支配）和长辈支配晚辈（代际支配）的"男权社会"的建立，整个中国社会逐渐走向庸俗：男性们不仅变得越来越世俗，对女性的力量也不断地摧残。从此，深度心理学意义上以"慈祥的抚育、狂热的情感、黑暗的深度"为代表的"母性原理"（阴性原理）被以"切断"机能为代表的"父性原理"（阳性原理）所取代，它将一切切断、分割、分类为主体和客体、善和恶、上和下等，缺乏"包容"的机能。

在这样的社会和文化环境之中，女性的成长显得异常艰难。在我们古老的《诗经》中就有首诗描写宫中男婴和女婴出生时的不同庆祝方式，用以象征他们未来不同的社会地位。男婴要睡在床上并用华丽的衣物裹住，他响亮的哭声代表着强大的生命力。他以玉璋为玩具，因为璋代表王权或尊贵，而玉自古以来就是最吉祥的宝石。相反，女婴只能睡在地上，她将来最好不要给双亲惹麻烦。她的玩具是瓦制的纺锤，而不是吉祥的王权象征物。

在历代专制的"男权社会"中，父亲有权决定是否把女孩卖掉或者给儿子换媳妇。而母亲的任务是把女儿教育成贤惠端庄、多才多艺、足以嫁入好人家的淑女，母女俩的关系有点像施虐－受虐的关系，其目的是为了在"男权社会"中互为对方争取生存而结合在一起。嫁入夫家之后，只要婆婆还在，媳妇们又要长期处于低眉顺眼、委曲求全、逆来顺受、忍气吞声的状态。等到有一天"多年媳妇熬成婆"之后，她们又开始压迫下一代女性。可以这么说，传统中国的女性是"男权社会"中权力滥用的最大受害者，她们不仅受到男性的压迫，也受到上一辈女性带来的双重压迫。试问，长期处于这种环境中的女性的身心能不扭曲吗？能成为像希腊神话中美狄亚那样的女人吗？

近现代尽管出现了秋瑾、向警予、蔡畅等女性革命家以及在社会主义中国"撑起半边天"的无数新时代女性，她们顽强拼搏、不屈不挠，但在精神卫生科，我们经常遇到许多女性要么依然被"精神小脚"所困，显得那么弱小，要么演变成了"父亲的女儿"，与"父性原理"融为一体。显然，从深度心理学的角度说，这两种状态都不是女性个体人格发展的合适方向。

有鉴于此，台州医院精神卫生科研究团队对"女性心理成长"的问题进行了长期深入的研究。在所开展的影视治疗期间，有数位因"失眠、焦虑、婚姻"等问题求治的女性都是在观看了电影《凡夫俗女》和《刺猬的优雅》之后霍然而愈的，她们找回了真正的自我，成为拥有灵魂的现代女性。

究其原因，我们可以用影视界和心理学界大量的证据来说明：电影除了具有艺术和娱乐功能，包含着社会和文化的积极意义外，还可以激活个人和群体的潜意识，促进他们调整情绪，提高认知性领悟和行为改变的可能性。藏传佛教上师宗萨蒋扬钦哲仁波切曾经说过："优秀的电影就像藏传佛教的唐卡，它提示在我们的现实生命之外，还有一种存在，比生存更伟大，比死亡更悲悯。"我国著名剧作家田汉是这样评价电影的："酒、音乐与电影为人类三大杰作，电影年最稚，魔力最大，以其能在白昼造梦也。"

我们发现，在个体心理治疗和团体心理治疗过程中，通过看影片激发参与者的情绪有助于他们审视自我；通过讲述自己的观感，比较彼此间迥异的观点，有助于他们找到自我确认的方法和做出自我改变的决定。就这样，某部电影会在不经意间起到"治疗性拐点"的作用。

在前期著作"禅疗四部曲"（分别为《与自己和解》《唤醒自愈力》《做自己的旁观者》《过禅意人生》）和"解忧四部曲"（分别为《学习睡觉》《走出绝望》《正念生活》《平息战斗》）中，我们曾经零散地介绍过部分治疗性影片以及患者的观影心得。

为了系统地介绍台州医院精神卫生科运用电影作品进行心理疗愈的经验，我们撰写了著作《和心理医生看电影》系列（共三部）。本书是第三部，又称为"女性篇"，在从社会学、心理学、历史学等角度反思"女性力量在男权社会中的变迁"的基础上，选择与"女孩的成长""女性的成熟"有关的经典影片，以解读其中的案例为切入点，结合存在主义哲学和深度心理学的理念和知识、临床心理治疗的经验和案例，重新审视了女性在成长过程中各个阶段的人生主题。

如果你是一位女性，不管是女孩还是成年女性，只要心存提高"心灵品质"和"生命品质"的梦想，本书的主题都适合你参考和借鉴，书中的许多观点将会成为你人生中"醍醐灌顶"的媒介。如果你是男性，希望了解生命中的另一半，希望与女性建立亲密的关系，本书的内容将会助你一臂之力。

包祖晓

2022.1.1

# 目 录

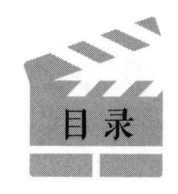

## 第一辑　女性力量在男权社会中的变迁

| | |
|---|---|
| 大母神的利器 | 004 |
| 女性原力的摧残 | 017 |
| 女性力量的异化 | 033 |
| 救赎的代价 | 041 |
| 星星之火能够燎原吗？ | 052 |

## 第二辑　女孩的成长

| | |
|---|---|
| 如何在陌生世界中活下去 | 065 |
| 你的内在神性还在吗？ | 079 |
| 摆脱母亲的控制 | 086 |
| 没有叛逆就没有成长 | 095 |
| 如何解决生命中的既定 | 107 |
| 退步原来是向前 | 114 |

目录

### 第三辑　女性的成熟

| | |
|---|---|
| 成为母亲还是女人？ | 127 |
| 做真实的自己 | 139 |
| 你对他的爱未必是真的 | 146 |
| 处理丧失 | 153 |
| 找回内在的自己 | 161 |
| 处理与生命中重要男性的关系 | 172 |
| 理想的母爱为哪般？ | 181 |

第一辑
## 女性力量在男权社会中的变迁

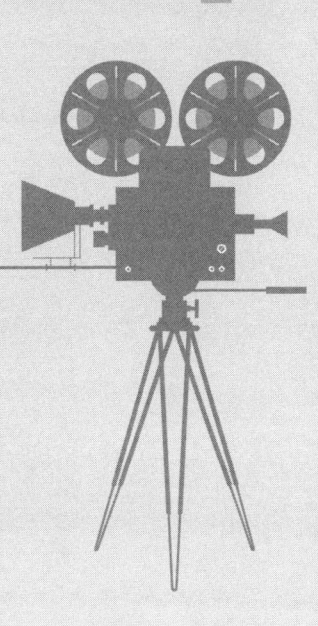

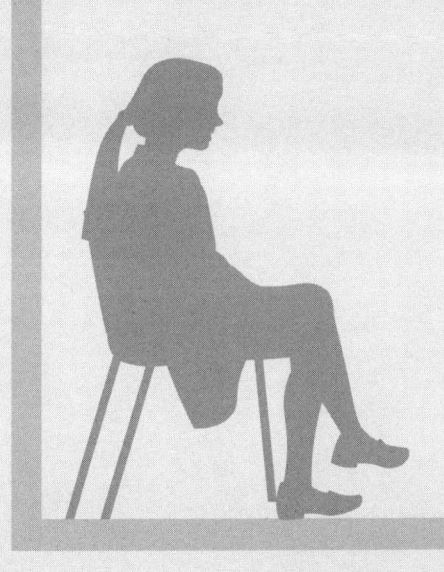

如果不曾有女人，在足够长的时间内，人类或许被他的破坏性冲动而摧毁。

——弗洛伊德

在我身上的每个人都是一只鸟。

我在拍击我所有的翅膀。

他们想要把你切除下来，但是他们办不到。

他们说你空的无法测量，但你并不空。

他们说你病得快要死亡，但他们错了。

你像个小学女生一样唱歌。

你没有被撕裂。

这是安妮·塞克斯顿写的《赞美我的子宫》里的句子。在分析性心理治疗师看来，这段话是对女性原型力量的精准描述，因为，包括子宫、阴道在内的女性生殖器是大母神在现实女性身上的具象表现。然而，在以"男权意识"为核心的社会中，女性的原型力量或者说"阴性原理"处处受压迫、摧残和异化，许多女性的身体和心灵都被男人和社会重新塑造，她们投身于双亲和丈夫的梦想而迷失了自我。由于无法坚定立足于母亲大地，这些女性失去了自己与原型阴性能量之间的链接。

弗洛伊德曾经指出，"神在被文明取代之后就变成了恶魔"。荣格评论道，"上帝已经成了疾病"。希尔曼补充说，"被压抑的上帝以症状性情结的原型核心归来"。的确，随着"男权社会"对"阴性原理"的彻底否定，包括男性和女性在内的整个人类社会似乎都显得有些不对劲。用东方的传统智慧说，我们已经处于"阴阳失衡"的状态。

本辑通过对 10 部电影的解读，结合深度心理学理论和临床心理治疗的经验，对女性原型力量在男权社会中的变迁进行深入剖析，为第二辑中女孩的成长和第三辑中女性成熟提供了疗愈的方向。

# 大母神的利器

## 一、剧情回眸

金发少女唐恩似乎自幼就与其他女孩不一样。有一次，唐恩和她同父异母的哥哥布拉德一起洗澡、玩游戏，玩着玩着，哥哥要求看看唐恩的生殖器，并表示只是看看而已。然而，没过多久，便传来了哥哥的一声惨叫，布拉德的手指被咬破了。这时，唐恩发现自己的身体结构中有一处与常人大为相异——阴道里竟然长了一排牙齿。

若干年后，唐恩长大成人，加入学校的贞操社，她带领一群具有共同志向的人成立了一个名为"承诺"的宣传团队，旨在倡导同龄人恪守童贞。唐恩本人也很诚实，一直严格遵从自己团队定下的清规戒律，直到她遇到了同样抱有这种信念的男孩托比。

唐恩与托比之间的恋情飞速进展。有一天，两个人在湖边的瀑布边玩耍嬉戏，在这个充满诱惑的浪漫气氛下，托比终于难以控制，在唐恩不情愿的情况下与她发生了性关系，令人恐怖的是，在激情澎湃中，托比的生殖器被唐恩的"牙齿"割断。这一惨剧令唐恩大惊失色，她为此专门去向医生求救。在医生为她进行妇科检查时，他的手指也被活生生地切了下来！唐恩也被吓跑了。

出于恐惧，唐恩一路飞奔到暗恋自己的埃利奥特家，表示自己很迷茫，自己的生殖器害死了男友。埃利奥特不断地安慰唐恩让她先去洗个澡，放松一下，并且给了她一颗药丸（说是他妈妈用来缓解紧张的，其实是一颗"春药"）。唐恩吃了药后开始飘飘然，不一会儿就倒在埃利奥特的怀里，两个人愉快地发生了性关系。这时的埃利奥特没有出事，唐恩为此感到惊讶，以为埃利奥特是她命中的英雄。

第二天，唐恩又和埃利奥特在一起。正当唐恩以为自己找到了救星时，埃利奥特接到他朋友的电话，原来这一切都是埃利奥特和别人打赌，目的就是将唐恩骗上床。唐恩对此非常愤怒，脸色大变，埃利奥特的悲惨下场也随之出现。原来，唐恩的阴齿只有在她放松的时候才不会出现。

在母亲生病期间，唐恩的哥哥不仅没有去照顾，还在父亲和他沟通的过程中殴打了父亲。得知此事之后，愤怒的唐恩决定用她的"独门武器"去教训一下哥哥，结果，哥哥的生殖器被切了下来，并被狗吃了。

该影片的最后是唐恩的自行车轮子被扎破了，她只好在路上搭便车，没想到，开车的老人竟然也对她充满了邪念，唐恩的脸上充满了狡黠的神色，她看着色眯眯的老者，她命中的英雄依然没有出现。

**二、剧情解读**

这是电影《阴齿》里讲述的故事，它是以西方的一个古代神话为基础改编而成的。

从表现上看，这部影片是在讲述一位无辜的不幸女孩唐恩个人生活上的各种麻烦。从深度心理学角度看，该影片是在刻画原型女性——大母神（神话母亲）的威力以及男权社会集体潜意识中的恐惧。影片中是这样说的：

> 神话中都说，必须有英雄去战胜这种长有阴齿的女人，才能破坏她的力量。这些神话源于早期对女性和性交的神秘和不解而产生的恐惧感，害怕虚弱阳痿，那是出于对女性性器官力量的恐惧而产生的想象，神话中将性交描述为男人返回子宫的神圣之旅，男人就是在那个黑暗的容器中被孵化出来的。

当然，追究这个神话故事的真实性是没有意义的，而弄清故事的寓意更为重要。

在西方神话学中，阴道成了男人对既温柔又强悍的"神话母亲"的矛盾心态的符号表征——"神话母亲"既能提供庇护又具有破坏性，比如像美杜莎（古希腊神话中的三位蛇发女妖之一）这样的女人就是典型的代表。

在15至17世纪中，人们对女性不加控制的性欲存在着莫名的恐惧，认为它们是凌乱的、狂野的和难以克制的，缺乏约束的女性性欲异常亢奋，欲壑难填，会让男人性无能，甚至会偷走男人的命根子。在1486年出版的《猎巫手册》《女巫之锤》等书中，曾经描写过"有个女人偷了成打的男性生殖器，然后将这些生殖器藏在树上的鸟巢里"。

总之，该影片中蕴涵着男权社会里的男性对女性的诅咒、想象与幻觉。其中既有对女性的依赖与沉迷，也有对女性的诋毁、轻蔑与仇视。使色情、利欲、傲慢、卑怯以及虚荣等种种劣根性纠结在一起，构成一个旋转的太极图：自大与自卑、爱恋与恐惧，昭示着男权社会历史中的某些本质。用马克·布洛克的话说就是"历史事实，本质上是心灵事实"。

### 三、延伸与思考

（一）原型女性——大母神（神话母亲）意象是男权社会的魔咒

我们研究世界各地的神话故事、民间故事可以发现，对原型女性——大母神（神话母亲）意象的恐惧是男权社会的普遍魔咒，下面举一些中国历史上的例子。

案例1　秦始皇的恐惧

据《史记·秦始皇本纪》记载，当年秦始皇南巡，在湘江地面上突遭风暴，几乎无法渡河，顿时害怕了，便问手下人说，这是湘君（娥皇和女英）干的吗？手下的博士回答说，的确是听人这样说过，她们是尧的女儿，舜的妻子，因地位崇高，所以才埋葬在这块风水宝地。秦始皇听罢勃然大怒，当即派出三千名苦役犯砍伐湘山上的全部树木，借此向娥皇和女英泄愤。

从集体潜意识的角度说，娥皇、女英所引发的风雨，其语义相当暧昧。它既是宣泄怨恨的手段，又是"巫山云雨"式的调情。她们在湘水上神秘出没，姿容美丽，风情万种，所掀起的"情色风暴"构成了对男权社会中极权主义的剧烈挑战。

案例2　对女人情欲的恐惧

西方人恐惧吸血，东方人则惧怕吸精。西方盛行吸血鬼的故事，东方则盛行有关蛇妖和狐狸精的传说。在传统中国社会中，白蛇和青鱼都是女人情欲的象征，它们柔软、潮湿、滑腻、善于变化、神秘莫测，是水里的妖精，同时也是男人身体的死敌。

《说渊·白蛇记》中记载：公元807年，唐代官员陇西盐铁使李逊的儿子因工作调动而在长安旅游，于集市上遇见一辆牛车，车上有位绝色女子，李公子情不自禁，借口做生意，尾随到她的府邸，双方一拍即合。李公子在女方家盘桓三日，享尽了风流之福，这才动身告辞。他回到家后，觉得头晕目眩，身子沉重，于是就上床休息。妻子和兄弟前来询问，只见他嘴上还说话，被子下的身形却渐渐萎缩，揭开被子一看，里面竟然空空如也，仅剩下一摊死水和一个头颅。全家人大惊失色，找来仆人查问，随即赶到女子的府邸，只见一座空院和一棵皂荚树。附近的邻居说，这里哪有什么人家，平时只有一条大白蛇盘桓树下，仅此而已。

从精神分析的角度说，李公子的身体在与白蛇做爱后化水，不过是暗喻着性对男人的巨大杀伤力，提醒男人需要对放纵的性事和来历不明的情欲保持戒备，同时也暗含着男权社会中的男人们对越轨情欲的惧怕和期待。

在冯梦龙的著作《白娘子永镇雷峰塔》中，白蛇以白素贞的面貌出现（象征纯洁、素净和贞操），一身缟素、守身如玉。然而，男人还是感到害怕。出于恐惧，许宣把自己的名字改为"仙"，以暗示自己有仙人般的性能力。此外，他是药铺老板，不仅有大量的中药作后盾，还暗指他具有调理自己性功能的本事。

白娘子先是借故搭船，继而向许仙借伞，也就是要向一个她所中意的尘世男人寻求庇护。然而，许仙平庸、性格怯懦、自私多疑、毫无主见，完全被亲友、官府和寺庙的舆论所左右。在被怀疑是盗贼之后，许仙急切地向官府出卖妻子的行踪，借此洗脱自己的罪名。而后又用法海的钵盂暗算毫无防备的妻子，亲手将其逮捕。最后，当白娘子被压在塔下后，许仙唯恐塔身不够坚固，竟然还要剃度出家，用化缘来的资金，在原先的小塔之上再加造七层宝塔，令白娘子永世不得翻身。足见以许仙为代表的男性们对女性情欲恐惧之深。

案例3　对自己的定力缺乏信心

民国时期，女性服装的变革，一方面是西俗东渐，西式的裙服传入，另一方面是中国的旗袍改良。两者都是在曲线和身体暴露方面有所表现。当然，也仅限于袖子变短或者变无，露出或多或少的胳膊。大概是当时的男人中有大多数都属于鲁迅所说的那种人——看见白胳膊就会想到裸体的联想狂。所以，一时间，这些露出的白胳膊很是刺激国人，特别是某些男人的神经让他们在吞咽口水的同时，认为有伤风化。

于是，从南到北，到处都有军阀派出的警察、宪兵和执法队在满大街查找白胳膊。韩复榘特别讨厌穿短袖或者无袖旗袍的女人，只要碰上，他上去就是打一顿耳光，然后关禁闭。有一次，他把一群穿半袖学生服的女中学生也打了一顿，关了起来，直到某省教育厅厅长告诉他，这些学生穿的是校服，是中央统一规定的，这些哭肿了眼睛的女孩才被放出来。

然而，这些热衷于找女学生晦气的军汉们，却又喜欢找女学生当老婆或者小老婆。凡是有驻军的城市，女中学生中总有一些人变成了军官家眷，以至于有的女子中学校长感慨道，"学生都进了兵营，学校没法办了"。这种时候，女学生露出胳膊，又没有关系了。

这些军汉们毕竟是俗人，对自己的定力缺乏信心尚能理解。被称为高人的姜子牙也缺乏抵抗美女诱惑的能力。相传姬发以征服者姿态进入朝歌，美女苏妲己并没有选择自杀，她相信她的魅力能够拯救自己。想不到，她遇到的对头是已经九十岁而又铁石心肠的周兵团总司令姜子牙，他下令把苏妲己绑赴刑场处斩。可是，她太美丽了，刽子手们无不失魂落魄，不忍下手。姜子牙就亲自执行，他自己也遇到了同样的困难。最后，他下令把苏妲己美丽的面容用布蒙起来，这才把她杀掉了。

案例4　对母神妖魔化

《山海经》中记载的大多数妖怪都是暧昧和无性别的，充满了双性化的古怪属性。这可能是大母神的一个特点。相柳是其中的反面代言人，她是地神共工的部将，九首蛇身，不断吐出毒液，形成水味苦涩、恶臭熏天的沼泽，其臭气甚至能杀死过路的飞禽走兽，最终被治水英雄大禹所击杀。

《大荒北经》中的记载揭示了相柳的真相。它声称相柳能形成"自环"之圈，而这是典型的乌罗波洛斯蛇的记号，也是男女双性合体的象征。神蛇咬着自己的尾巴，形成一个首尾相衔的圆环，代表着永恒的生命之轮，并展示了由死亡、投胎、转世到重生的循环运动。

在精神分析学中，这种来自苏美尔的环形蛇，不仅是阴茎的摹写，也是阴户的象征，集母亲与父亲、生命与死亡、良善和恶毒于一身。但在《山海经》里叙事的平衡遭到破坏，相柳的正面意义完全失踪，只剩下丑陋、凶暴、剧毒和恶臭的属性，"爬行"在传统中国人的集体潜意识里，犹如一场挥之不去的噩梦。

从某种程度上可以这么说，对相柳的妖魔化成为先秦的标志性事件，意味着在传统中国男权至上的时代，大母神的形象已经遭到严重损毁和扭曲。

案例5　阴齿恐惧

清·李庆辰在《醉茶志怪》中曾经记载一则故事。梅军门说："四川有一位某甲，新婚才三日，在和新娘恩爱时，阴茎忽然被截断，血流不止，竟至一命呜呼。"家人请官府里的仵作来验尸，仵作验尸后报告说："查其伤口，不是刀剪利器所为，反而像是用口咬的。"县官传讯新娘上堂，新娘流着眼泪说："是在交欢之际咬断的。"县官忍笑着问道："那你是将它含在嘴里啰？"新娘忸怩地说："不是。"再问，还是不回答。于是，县官派稳婆查验新娘的私处，结果发现她的两片阴唇里竟包着两排牙齿，左右嶙嶙。稳婆觉得奇怪，就伸出手指探进去，那两排牙齿忽然咬合，稳婆的手指差点被咬断。她连忙将上情禀报县官，县官于是判新娘受鞭笞之刑，然后释放了。

案例6 对女妖的恐惧

从前，有个山丘上住着一个老婆婆，丈夫死了，无儿无女。一天黄昏，门前来了一个年轻姑娘，对老婆婆说："老妈妈，我想在您这里寻个歇处。"老婆婆答应了，把姑娘引进屋里。老婆婆问她："你是从哪里来的？"姑娘说："我家遭难，只有我一个人了。"她帮老婆婆扫地、挑水、弄饭、种田、绣花……喊老婆婆"娘"。老婆婆舍不得让这个姑娘走，姑娘也舍不得老婆婆，她们便生活在一起了，和亲生母女没有两样。

一天，姑娘从田里回来，遇到一个年轻的货郎。货郎问："大姐，买货吗？"姑娘挑选了几支七色丝线，可身上没带钱，于是说："到我家去拿钱，行吗？"货郎说："行。"便跟着她去了。因时间不早了，货郎便留在这里歇息。

老婆婆为他们牵上红线，不久，他们便成了亲。货郎种田，姑娘料理家务，老婆婆安度晚年。他们的日子越过越好。第二年，这对夫妇生了一个儿子。在儿子周岁时，老婆婆提出来热闹一番，远近来了许多客人。人们议论：这个孤老婆婆真有福气。

这户人家的事传到了土司的衙门里。土司说："按祖传的习惯，每遇新婚，土司必须去赶喜。怎么这户人家娶了亲，有了伢子，我还不知道？"于是，他骑着马、带着一帮狗腿子来到这户人家。他见姑娘长得比仙女还要美丽，既高兴又仇恨，说："你们成亲，不让我晓得，违背祖上圣规，这还了得！"老婆婆向土司求情。土司说："本来我要把这个姑娘带进衙门，看在你的面上,我承认他们是一对夫妇。但是她要和我睡三十夜!"货郎夫妇只好答应。

晚上,姑娘铺好了床,对土司说:"你先上床,我马上就来。"土司上床躺下,便昏迷了。第二夜,土司要姑娘先睡,姑娘就先上了床。土司刚靠近床边,又昏迷了,倒在地上。这样过了二十九夜,土司还没挨过姑娘的身子。到了第三十夜,他把姑娘紧紧搂住,可又昏迷了。姑娘掰开他的双臂,钻了出来,捉来一条狗让土司紧紧搂住。

第二天早上,土司醒来,见一条狗在舔他的嘴,他又气又急,说:"找土老师来。"几个狗腿子找来土老师。土司把这里的情况说了一遍。土老师去屋前屋后转了一圈回来后,对土司说:"这个女人是妖精。"土司吓得发抖,说:"你把这个妖精给我除掉!"土老师把货郎叫到土司面前,土司对他说:"你的妻子是个妖精,不久,你就会死在她手里。你如果不答应我把她除掉,我就把你送进衙门处死!"

货郎从土司那里出来,非常伤心。妻子对他说:"你不说,我也知道了。我们要分手了,今天我只好把实话告诉你:我本是扫把仙子,念老婆婆可怜来侍候她;也和你前生有缘,今生结为夫妻。你不要一听说妖精就害怕,妖精也有好有坏,我就不害人。我走后,你要好好照顾娘,抚养伢子。你明天把窗子下面的一个扫把烧掉,千万不能落在他们手中,否则,他们会下毒手。"第二天,货郎果然在窗下找到一个旧扫把,上面缠着她那天买走的七色丝线,货郎只好忍痛把扫把丢进火里。只听火里凄惨地呼唤了一声,一股青烟就飞到天上去了。

在《聊斋志异》中记载着大量诸如此类的故事,足见女性的精神或灵魂(在男性身上称为"阿尼玛")已被男权社会严重地压迫和扭曲了。

(二)男权社会为何会如此害怕原型女性——大母神(神话母亲)

细究起来,上述故事中的男性们生理上和心理上的战栗,不仅反映了他周围的社会和文化的存在方式,由于这种现象很大程度上发生在男权社会的集体潜意识之中，所以还可以被追溯到人类的理性刚开始觉醒的远古时代。

精神分析学的理论认为，人类的心理机制有一种规律可称为重力现象：随时都有一些意识内容坠入黑暗里，沉淀为无意识。人类学大量的研究资料表明，在理性的阳光升起之前，人类的精神经历了漫长的黑夜。世界刚刚开辟时——也是人类意识的起源处，万类杂糅，宇宙只是一个混沌的大圆，是一个巨大的容器，草木虫鱼以及禽兽和人类都被容纳其中，大自然的威力被体验为一个双性合体、既是创造者又是吞噬者的首尾环蛇——乌罗波洛斯。女人因其神秘的生育功能同样被体验为一个神秘的容器，包容着男人的全部生存。女人＝容器＝世界，是这个阶段普遍的象征公式；充满凶险的幽谷、黑暗的地洞、吞没生命的坟墓、地狱等被体验为女人和大地的子宫。德国精神分析学家埃利希·诺伊曼在《大母神——原型分析》中提出："在这个阶段，原型女性不仅养育和指引着整体生命，特别是自我，而且把它所产生的一切带回其起源的子宫和死亡。"也就是说，在自我意识启蒙阶段，男性及其所代表的自我意识依然被淹没在女性无意识的海洋里。

随着意识的逐渐觉醒，乌罗波洛斯进化为创生万物的、既恐怖又善良的大母神，大母神又生育了她的对立面大父神。这就注定了男人永远是女人的儿子——在男人最隐秘的潜意识深处，有着一个支配一切的大母神意象。女性神秘的变形能力——月经、乳汁、怀孕、分娩等，被比拟为大自然的时序轮回、草木荣枯以及旱涝交替，世界在整体上依然呈现为包容、混沌又阴暗的"阴性原理"，"原始状态的、弱小的自我经历着女性的母性保护，同时也经历着毁灭性的侵犯"。也就是说，女人的经验和禁忌支配着人类的生活；男人被排斥在生育、制陶、酿酒等攸关群体存亡的秘仪之外，对女人怀有深深的依赖和敬畏。女人在性生活，特别是经期中的严格禁忌、宗教仪典中的迷乱与疯狂，以及变化万物的神奇魔力，还有那些统治着家族的神秘莫测的老祖母们，都使男人感到深深的不安。这从吕后、武则天以及《红楼梦》中的贾母身上就可见一斑。

随着力与血的征服，男性颠覆了母权的统治，确立了自己对世界的发言权。这个过程极为艰难。代表光明的新一代天神从旧神的身体中孕育而出，为夺取对宇宙的统治权与旧神及旧神的从属实力——龙蛇怪物、巨人等展开殊死搏斗，最终取得了胜利。在埃及，太阳神的光辉驱散了亘古的黑暗；在希腊，宙斯王那男性的骄傲的闪电击碎了提坦巨人的诅咒。在中国，男性祖先神也开始由女性身份转变而来，通过进入并控制历史建立起了血缘性的权力谱系。

然而，这种胜利并不彻底。在希腊，即使万能的宙斯也摆脱不了大母神盖亚预言的命运的控制。奥林匹克世界里的男神大都是没心没肺的人生游戏者，真正掌握实权如生死、战争、命运、复仇、智慧等权力，并严肃认真忠于职守的是女神。如月神和狩猎神阿耳忒弥斯刚毅而果断，掌管着整顿植物和动物秩序，并监督人间遵守古老风俗，显然是原始大母神的嫡系传人。猎人阿克泰翁因无意中看见她洗澡，被她用符咒化为鹿，并指使猎犬将其撕成碎片。古希腊人在庆祝她的节日时，有把男人喉头用剑割一个小口的风俗，这说明大母神的余威犹在。在中国的思想文化中，我们也可以在许多地方看出原型"阴性本质"意象的存在。例如，"姓"这个字是由"女"和"生"两个字合成的。经常有人举此证明古代中国社会的小孩都随母姓。还有，所有据说源自黄帝神话时代的姓氏都以"女"为部首。此外，大母神"阴性本质"的重要性也见于《易经》。据德国学者卫礼贤研究，六十四卦之首原为代表"顺受"的坤卦，后来因为周文王对调了第一和第二卦的位置让阳性的乾卦居于首位。

天上的神灵取得胜利后，世上的男人（他们是天神的儿子或化身）为了成就自己，依然不得不踏上流浪、历险和征战的长途，去接受死亡和苦难的考验。《罗摩衍那》《摩诃婆罗多》《伊利亚特》《奥德赛》《吉尔美伽什》以及赫拉克勒斯的事迹，讲述的都是这样的故事。人间的英雄们历尽千难万险，去寻求永生（吉尔美伽什）、去追求令名（赫拉克勒斯）、去夺回或解救自己的女人，只是为了筑起男性尊严的祭坛。所以，这些史诗中主人公们一路上杀死代表阴性势力的恶龙、毒蛇，拒绝美色的诱惑，同时又不断地占有、享用美人们的肉体和爱情。

当神话的迷雾淡去，诸神的世界后退成为人世的背景，人类开始自己的历史时，男性在各个领域的霸权最终确立。为了报复长久以来遭受的压抑，也缘于反叛者的心虚，男性以一种矫枉过正的方式——通过对女人的贬低和丑化来张扬和强化自己的权威。女人成为男人的"他者"、成为附属品，遭受了历史性的全面压迫。

但是，从精神进化的历史看，千万年的无意识积淀只能被掩盖，却不能被抹去，因为它们已经内化为人类心灵的结构要素。作为保护者和毁灭者的大母神意象，经过层层折射和理性的过滤，成为一种内在的、无意识的对女性的经验，这种经验既影响着男性对女性的感受与看法，成为男性对女性的集体意象；也渗透了男性的人格与性情，成为男性灵魂中的女性因素，荣格称之为阿尼玛。

分析性心理学的经验表明，阿尼玛像大母神意象一样，含有正负两方面的特征。正的方面，将女人视为生育者、保护者、引导者和超度者，使人愉悦、使人信赖、使人上进；负的方面，将女人视为吞噬者、谋杀者、诱惑者和榨取者，使人冷酷、使人迷乱、使人恐惧。这两种相互冲突的因素构成了男人心灵深处的内在张力。这种本源性的张力加上社会性压力导致了"男子汉大丈夫"的虚荣心，形成了男人不断向上的动力源泉，也是男人走不出的迷障梦魇。这就是男人对女人产生的无可救药的矛盾心态——既自大又胆怯、既依恋又恐惧的种种白日梦的集体潜意识根源。

对大母神的畏惧，此后转型为对美艳女妖的"恐惧性依恋"。在东方多以吸精鬼的面容出现。明代小说《聊斋志异》或民间传说《白蛇传》里，到处都是这种狐妖变身的女人，她们美丽动人、柔情似水，靠吸取男人的精液获得人形和永生，但男人却从未停止过跟狐精的后院幽会，女妖的魅力永远大于她们带来的恐惧。在另一部小说《西游记》里，女妖获取永生的主要方式，就是绑架圣僧唐三藏，并企图吃掉他的"肉"（阴茎的隐喻）。在心理分析者眼中，所有的这些女妖都是上古大母神的复制品。

精神卫生科的临床经验告诉我们，以"肾虚"为核心表现的躯体症状障碍是中国男权文化中最严重的身体焦虑，它不断被文学、中医学和养生叙事所重复，从而推动大母神的恐怖叙事。从某种程度上可以这么说，"肾虚"现象是中国男人集体潜意识中对大母神恐惧的躯体化表现。

## 四、同类影片推荐

### 本能

（一）内容介绍

旧金山警察尼克接到命令，调查一起离奇的冰锥杀人案。一位当红的摇滚歌星被人绑在床上用冰锥刺杀了。尼克经过调查，发现这个歌星生活糜烂，遇害前是与其女友凯瑟琳一起回家的。

凯瑟琳是一位精明能干的畅销书作家，美丽妖艳。尼克在调查中发现，凯瑟琳为了逼真刻画小说中的各色人物而与各种各样的男人上床，被害的摇滚歌星就是其中之一。尼克在凯瑟琳的新书中发现了描写摇滚歌星被杀这一情节，认定凯瑟琳就是凶手。

尼克在追查过程中，不仅没有将凯瑟琳供出，还渐渐地迷上了她。当凯瑟琳问他以后他们怎么办时，尼克说要幸福地生活下去，凯瑟琳听后偷偷地放下了冰锥。

## （二）精彩看点

与影片《阴齿》类似，电影《本能》中的故事也是对女人进行了无情的攻击，它告诉人们，受过教育的女人是危险的。即使是那些看起来爱着男人的女人，也至少是不道德和可能会置人于死地的。像凯瑟琳那样有魅力、性开放的女性是最具诱惑性和致命的。强大的女性和有所成就的女性，比如会写书或获得心理学学位的是最可怕的。

在警察局，警察们面质凯瑟琳是否实施了谋杀。凯瑟琳坐在他们对面的椅子上抽着烟。警察局里是禁烟的，她这是在挑战这些公认的侦探们。"你们要怎样，因为抽烟处罚我？"她问道，料他们不敢把她怎样。他们让步了。几次交锋之后，她转向了尼克。"你吸过可卡因，尼克？"在她说话间，她的双腿分开又合拢，就像在展示她的外阴一样，但是她装作完全不知道。在心理分析治疗师看来，这是整部电影中最关键的地方。

看见女性的生殖器震惊了这个房间中的所有男士。从精神分析的角度说，凯瑟琳在他们面前飞快地露出她的生殖器，和男性露阴者在女性受害者面前表露出的攻击性是一样的，所带来的效果也一样。凯瑟琳这样做显得她似乎有魔力一般：她骗过了所有的警察，她通过了测谎仪，成功地离间了尼克和他的兄弟们。尼克答应开车送她回去，而其他人则怀疑他和凯瑟琳暗中勾结。尼克正在走向自我毁灭。在这之后，许多情节都不可避免地被歪曲，就像莎士比亚笔下的奥赛罗在黛斯迪蒙娜扔下一条手绢之后就沦陷了一样。听证会上显示，尼克在被审讯时也在抽烟，他认同了凯瑟琳，然后当他被质问时，他重复了凯瑟琳在抽烟时所说的俏皮话。尼克变成了凯瑟琳的一个奴隶情人。

从女性深度心理学角度看，当凯瑟琳展示她的外阴时，她表现的是她的力量。也就是说，这部电影的力量在于它安抚了观众，让观众知道性感的女人不是母亲，当管家因又老又胖而被排除了嫌疑时，当贝丝把自己的名字改成了丈夫的名字也被排除嫌疑时，当凯瑟琳告诉尼克她不会生孩子时，观众们被安抚到了，他们知道母亲是不会这样做的。因为她们没有性，也不会杀人。

从某种程度上可以这么说，影片《本能》所展示的内容是支持男性群体以力量和阳刚对抗大母神。它让男性们相信，只要避开漂亮强势的女人，就能逃脱死亡。它让女性们知道，只要变得漂亮和强大，就能成功地把男人引向死亡。

然而，讽刺的是，恐惧的对象恰恰是被追求的目标。正如奥克塔维·帕斯这样评论萨德侯爵的色情作品："支配这些邪恶王子的不是男人，而是女人，从邪恶到美丽，必须是绝对的和女性化的。"就这样，男权社会中自大与自卑、爱恋与恐惧的太极图形成了，男女之间正反相生，阴阳互补。

## 女性原力的摧残

**一、剧情回眸**

华莉丝·迪里女士出生在索马里的一个沙漠地区，和家人一起过着游牧民族的生活。3岁时，华莉丝按照索马里习俗就被施以女性割礼。12岁时，父亲为了得到五头骆驼，将华莉丝嫁给60岁的老叟。

在母亲的默许下，为了逃避逼婚，华莉丝在出嫁前夜离家出走，独自一人打着赤脚在沙漠里穿行了很多天，饥饿难耐时，她吞食灌木的树叶，在搭上一辆卡车时险些被司机强暴……最终，华莉丝抵达索马里的首都摩加迪沙。在外婆的帮助下，华莉丝离开了索马里，去给当时索马里驻英国大使夫人的姨妈做女佣。其间，华莉丝生活在半地下室里，日复一日地操持家务，缺乏关爱，不懂得用英语与人交流。

在英国待了6年后，索马里内战爆发，旧政府被推翻，华莉丝的姨父姨母不得不回索马里。在面对要返回受到战火荼毒的索马里的威胁时，华莉丝发现自己在英国不仅无家可归，还成了一个非法移民。尽管如此，华莉丝宁死也不愿回去，趁乱逃出了大使馆。由于她基本上是个文盲，难以与人交流，饥饿时华莉丝就从垃圾堆中捡食物充饥。

幸运的是，流浪在英国街头的华莉丝被一个非常有勇气的商店女店员玛丽莲收留，并成为她信赖的好朋友。在一家快餐店打工的时候，华莉丝被明星摄影师特里·唐纳森慧眼识中。在唐纳森的镜头下，华莉丝美得纯真而从容。

其间，华莉丝邂逅了来自美国的哈罗德·杰克逊先生，并接受了他的跳舞邀请，这也使她第一次萌发了真正的"男女之情"。在无意中撞见玛丽莲开放的性生活之后，华莉丝第一次知道并非所有女性都必须接受割礼。有一次，华莉丝因为身体有炎症而出现肚子疼，被玛丽莲送到医院。在几经犹疑之后，华莉丝终于鼓起勇气直面儿时所遭受的非人遭遇，她没有因医院找来的索马里翻译亚玛尔刻薄的指责而退却，而是选择了接受医生的手术。手术成功后的华莉丝露出了久违的笑容，并在拍摄过程中再度想起了哈罗德先生。

此后，尽管她不断地遇到一些意外和无奈，还差点再次被遣返索马里以及成了清洁工尼尔的夫人，但在充满了抱负和野心的经纪人卢辛达的引领下，华莉丝不仅成为一个享誉世界的顶级模特，还获得了英国永久居住权。

在华莉丝的心中，她一直惦念着哈罗德。有一次，华莉丝根据他曾经留下的地址去纽约找哈罗德。遗憾的是，这时的哈罗德已经有了意中人，华莉丝找了个借口就伤心地离开了。

最难能可贵的是，就在华莉丝事业最辉煌的时刻，她公开向全世界坦承自己就是所谓的为了保证未婚少女的贞洁的受害者，并决定今后致力于向这个野蛮且不人道的"传统"习俗发起挑战。

## 二、剧情解读

这是电影《沙漠之花》里讲述的故事，是根据出生于索马里的黑人模特华莉丝·迪里的自传畅销书改编而成的。

根据世界卫生组织统计，世界上曾经有 1 亿以上的妇女被割去了阴蒂和大小阴唇，这就是所谓的割礼习俗；在盛行这些习俗的地方，大多数女孩会在 4~10 岁时进行这种仪式。

影片中的华莉丝被施行割礼时年仅 3 岁，她被妈妈带到一处偏僻的岩石堆，在没有麻醉、没有消毒之下，一个如恶魔般的女性割礼师，取出一把用脏布包裹的刀片，割去了华莉丝的生殖器，缝合后只留下一个火柴头大小的孔。就像中国古代的裹小脚现象，华莉丝在妈妈的怀里声嘶力竭地哭喊，但谁也抵抗不了这个残忍的暴行。割礼后的华莉丝一度出现感染而发高烧，多次与死神擦肩而过。

显然，这种习俗是一种践踏女性身心、侵犯她们人权的暴行，是惨无人道的。遗憾的是，曾经遭受这份痛苦的女性在长大成人之后，作为这种制度的受害者和亲历者，又把这份痛苦强加到自己的女儿身上，她们认为这是理所当然的，如果不这样做，反而是对祖制的践踏。正如影片中这段对话所示：

医生对亚玛尔（翻译）说："请告诉这位女士，因为缝得太紧了，糟糕极了，所以我会尽快替她做手术。"亚玛尔却对华莉丝说道："你不害羞吗？把身体给白人看，我们的传统习俗他们管不着。"

医生对亚玛尔说："告诉她做得对，真奇怪，她怎么可以忍受那么长时间，她一定是受着极度的煎熬，但从现在开始她不用担心了，我们可以给她解困。"亚玛尔却对华莉丝说："如果改变现在的样子，就是对父母不敬，对不起你的族人和子孙，你的母亲知道你想干什么吗？你太丢人了！"

幸运的是，觉醒后的华莉丝开始了反抗这一陋习之旅，她在联合国演讲时是这样说的：

我爱我的妈妈，我爱我的家人，我也爱非洲。三千多年以来，我们一家人真心相信，没受过割礼的女人是不洁的，因为存在于我们双腿中间的东西是不洁的，所以一定要割除，然后缝合，以作为处女的证明。到了洞房之夜，丈夫用刀或利器把它割开，然后进入新娘的身体。没受过割礼的女子不能结婚，并会因此被逐离出村，被视为与妓女同等的人。即使《古兰经》上没有记载，这种风俗还是持续下了。人们接受它，这种割礼令妇女在精神和肉体上受害终身，而且这些妇女正是非洲的支柱……

倘若能够废除这种不合理的风俗，这个大陆不知比现在要富强多少倍。我的国家有句老话，排在最后的跟最前面的走得一样快，发生在最少人身上的东西对所有人都有影响。在我是孩提的时候，我说我不想做女人，为什么要这样痛苦，这样不快乐，现在我长大成人了，我为自己感到自豪，但为了大家，让我们致力于改变这种命运，作为女人的命运……

### 三、延伸与思考

**（一）女性原力的摧残史**

类似影片中的割礼，男权社会中的人们对女性的摧残有数千年的历史。

在西方，割礼这种习俗据说起源于犹太教，有两千多年的历史。在犹太人中间，割礼是履行与上帝之立约、确定犹太人身份、进入婚姻许可范围的一种标志。在相对自由、安逸的古典时代之后，欧洲进入黑暗的中世纪，基督教成了主流宗教及社会发展的主要动力。基督教反对享乐主义，把性欲等同于罪恶。受到亚当与夏娃堕落故事的引导，早期的教父认为人类很脆弱，经受不了性诱惑。而且，他们认为所有的罪恶都让人沉迷，沉迷的最终结果就是受到永恒的诅咒。特别是女人，她们是终极诱惑的象征。教父们认为，如果让女人选择是要痛苦还是快乐的话，她们会选择享乐之路，步入地狱。

因此，控制性欲表达的一种显而易见的策略就是诋毁性的本质。如同影片中所示，当时的人们认为"女子两腿之间有肮脏的并能致使男人堕落的东西"，"女子不应该对性有兴趣，这是恪守贞操的根本"，应该把这个东西割掉。

在文化人类学的民族志作品中，我们还可以找到关于割礼起源的另外版本，就是源于男性对"长牙阴道"的恐惧，割礼意味着消除危险。正如前面介绍的影片《阴齿》中所述，古老的"长牙阴道"的传说曾广泛存在于世界上大多数地区。如日本文化中就有关于"那个蛤蟆般阴道如何像钢钳一样剪断男性阴茎的传说"；新西兰的毛利人、印度人、阿佩什人和纳瓦霍人的神话则认为女巫、魔女的阴道中长着锋利的牙齿。如果哪个倒霉的男人与这些女人性交，长牙齿的阴道就会咬掉他的阴茎，甚至睾丸。在这些神话的后半部分，通常是可怕的牙齿被拔掉、折断或敲碎，从而解除了长牙齿的阴道对男人的威胁，妇人在神话的最后总是被解除了武装，被男人驯服或者杀死。如今在非洲的一些地方，人们仍然相信，如果一个男人和没有割除阴蒂的女人性交的话，很有可能就会被她的利齿或阴唇伤害。所以，他们要把女性的性器割除。

在古代中国，存在着可以与割礼这一陋习相比拼的"女人裹小脚"现象。俄国诗人、童话作家爱罗先珂曾经在他所著的《我的学校生活一断片》中写道："李鸿章的确不及我们祖先那样文明……他在年幼时把他的双脚紧紧地裹在很小的鞋里，使它变成一双小脚……""不，只有中国的女孩子是那样的吧？……"

的确，"小脚一双，眼泪一缸"，裹小脚是那么痛苦，然而在传统中国社会中却非常普遍。自南唐后主令窅娘以帛缠足跳舞之后，女子缠足现象在中国大地逐渐推广开。在宋代，据《辍耕录》记载："元丰（宋神宗年号）以前犹少裹足，宋末遂以大足为耻。"到了明朝，女子缠足之风更盛，都认为这是时髦，坊曲中的妓女无不以小足为媚男子之具。到了清代，朝廷认为这是一种陋习，开始禁止女子缠足。顺治元年，孝庄皇后曾下令，有缠足女子入宫者斩。然而，这一禁令收效甚微，尤其是汉人女子难禁。

（二）摧残女性原力的深层原因

人们为什么要摧残女性的原力呢？下面将对这些现象进行深度分析。

有人曾经提出，女子缠足，"起自天下贱丈夫"。意思是说，在男权社会中，女子缠足主要是出自男子的需要。概括起来大概有以下说法：

1. 审美需要

据说南唐后主有"宫嫔窅娘，纤丽善舞，乃命作金莲，高六尺，饰以宝物细带璎珞，莲中作品色瑞莲，令窅娘以帛缠足，屈上作新月状，著素袜行舞莲中，回旋有凌云之态"。

此后的许多文学作品对此大加赞赏。明朝的《欢喜冤家》中写道："濯罢兰汤雪欲飘，横担膝上束足衣，起来玉笋尖尖嫩，放下金莲步步娇。踏罢香风飞彩燕，步残明月听琼笛，几回宿向鸳被下，勾到王宫去早朝。"明代的唐寅也写过一首《咏纤足排歌》："第一娇娃，金莲最佳，看凤头一对堪夸。新荷脱瓣，月生芽，尖瘦帮柔绣满花。从别后，不见他，双凫何日再交加。腰边搂，肩上架，背儿擎住手儿拿。"清人方绚在《贯月查》一文中提到，在宴会间有一种"游戏"方法，即以女人的金莲小鞋放一托盘中，宾客们以筷夹红豆、莲子之类的东西，在距一尺五寸左右的距离外"投壶"，投不中的要罚酒。方绚还在《采莲船》一文中说，除以妓女鞋行酒之外，有"志在闻香"的："春秋佳日，花月良宵，有倒屣之主人，延曳裾之上客。绮筵肆设，绣幕低垂；绿蚁频量，红裙隅坐。绝缨而履舄交错，飞觞则香泽微闻。"据中国妇女缠足史料《采菲录》中记载，到了缠足鼎盛时期，全国很多地方居然出现了评选最佳小脚的"赛脚会"。山西妇女缠足最为兴盛。在当时的大同，每年一度的赛脚会闻名全国，就跟现在的中华小姐大赛差不多，看谁的脚更小、更好看，还要选出一二三名。第一名称"王"，第二名称"霸"，第三名称"后"。

从这一观点说，女子的"三寸金莲"是供男子"昼间欣赏、夜间把玩"用的，它是对女性美的一种要求，如南宋时对歌妓的要求有"四绝"，即脚绝、歌绝、琴绝、舞绝。从宋末到元，人们又进一步地"以大足为耻"，女子如果不缠足、不穿耳，就会被耻笑为"大脚仙""半截美人"等，有大脚女子甚至连出嫁都困难。

2. 恋物倾向

上述畸形的审美观进一步演化，就成了恋物倾向，甚至是恋物癖了。清初李百川在《绿野仙踪》里描写了周琏和隔壁齐家的蕙娘在夜半里翻墙幽会的情景：

（周琏）将蕙娘抱在床上，并肩坐下，然后斟了一杯酒递与蕙娘……周琏让蕙娘吃东西，自己又连饮了六七杯，觉得情欲像炭火般发作起来，猛见蕙娘脚下露出一只鲜红的平底缎鞋，上面青枝绿叶，绣着些花儿，甚是可爱，忙用手把握起，细细赏玩，见瘦小之中却具有无限刚坚在内，不是那种肉多骨少的可厌之物，不禁连连夸奖道：亏你不知怎样下功夫包裹，才能到这追人魂、要人命的地步……

清朝的李笠翁和方绚被称为"研究"金莲的专家。据李笠翁的"研究"，缠足的最高目的是为了满足男子的喜爱和方便爱抚。他认为三寸金莲能满足男子的视、嗅、触、听觉，爱抚的方法用口有 6 种，用手有 28 种，用脚有 4 种，用肩有 2 种，用身体有 4 种，除去重复的，总共是 44 种。方绚写了一篇《香莲品藻》的"论文"，光论女子小脚之"宜称""荣宠""憎疾""屈辱"就有 58 条。又说女子小脚有"五式"：即"莲瓣""新月""和弓""竹萌""菱角"，从这 5 种基本样式又可以变成"十八种"。

可以看出，这些行为已经到了"金莲癖""拜足狂"的地步了。如果从精神医学的角度说，这或许是性心理障碍了。

3. 禁锢女性

传统中国男性对女性的贞节问题特别重视。既然要求女子为夫守贞，就要限制她的行动，不让她对外多接触，剥夺她和其他男子交往的机会。这样，缠足就成为一个"好方法"。《女儿经》上说："为甚事，裹了足？不因好看如弓曲，恐她轻走出房门，千缠万裹来拘束！"清苑的歌谣说："裹上脚，裹上脚，大门以外不许你走一走！"这样，小脚妇女行动不便，不能跑不能蹲，只能"安于室"，做"内人"，服服帖帖地伺候丈夫了，更不要说"淫奔"了。

4. 增强性快感

国内外都有人从生理角度对女子缠足现象做过研究。有日本学者发现女子缠足后，为了好好地站立行走，两腿及骨盆肌肉需要经常绷紧，所以她们阴部的骨肉较紧，男人和她们性交，有与处女性交的感觉。在中国住了四十年的英国社会学家纳吉奥·鲁佐也有这种看法。

清末的中国学者辜鸿铭说："裹脚能使血液向上流，使臀部变得丰腴性感。"现代台湾的医师张慧生博士也是一位"金莲"研究专家，他说：

> 缠足对女子的身体会产生影响。她摇晃的步态吸引着男人们的注意力。裹小脚的女人在行走的时候，下半身处于一种紧张状态，使得她大腿的皮肤和肌肉还有阴道的皮肤和肌肉变得更紧。这样小脚女人的臀部大并对男人更具有性诱惑力，这就是中国古代男人们喜欢裹小脚女人的原因。

同样，还有人研究认为，裹小脚会使女人的性欲增强。19世纪中国驻俄大使孙慕汉在接受《申报》记者采访时说：

女人的脚越小，她的阴道肌肤就越美妙。有这样一句老话：女人的脚越小，其性欲就越强。因此，在大同——一个女人裹脚裹得最好的地方，女人们结婚的年龄比其他地方小得多。其他地区的女人们也可以用人为的方式造就同样的阴道肌肤，但唯有裹脚，能使阴部肌肤得到集中发展。通过裹脚，阴道壁的褶皱组织会一层一层地增长加厚。

柯基生指出，经过多年研究发现，缠足在当时有一个重要功能，就是提高女人性快感。女性缠足后不仅能提供男性"若风摆柳"的视角感受，更主要的是通过脚弓的变形可引起腹腔前倾，女性性器变浅，容易达到性高潮。此外，女性双足长期受裹，当解开裹布时，小脚压力突然消失，双足立即充血绷胀，皮肤褶皱撑开，末梢血管充血红润，末梢神经更为灵敏，感觉强烈，就像勃起的性器官一样容易受激，无异于另一个性器官。柯基生介绍，从他研究的春宫图来看，古代不少女性就是依靠缠足进行自慰以满足生理上的需求。

如果再仔细分析一下，上述解释只是表面上的原因而已，以作者之见，摧残女性原力的主要根源在于传统社会中男性的自卑和恐惧：

（1）精神阉割后的退行行为

南唐之后，尤其是宋朝之后，理学兴盛，随着统治阶级全面推行"君君、臣臣"之纲领，将军被释兵权，赋闲在家；读书人只读被孔子等儒学思想家删改后的四书五经，行为上唯皇帝的命令是从。也就是说，举国上下，除了皇帝之外，男人的精神基本上被阉割了。如此，他们蓄积的力比多（精神能量）如何释放呢？

这些人都很"聪明"，把自己的行为退行到在女人的小脚上做文章。这样做的结果虽然在生物学进化上属于退行，但至少没有被杀头的生命危险。

明人沈德符在《万历野获编》中记载："明时浙东丐户，男不许读书，女不许裹足。"可见，封建时的女子裹足与男子读书性质类似，在劳动人民看来，这是上层社会的无聊之举，对改善自己的生计不仅不利，还会妨碍生产。

按理说，上层社会的读书人应该比底层的劳动人民更有知识吧？他们为何不以"三寸金莲"为摧残，而以小足为宝，甚至以缠足作为"身份高贵"的象征呢？这是因为，精神被阉割之后的男人潜意识中必定是极度自卑的，他需要利用女人这种"娇弱"衬托出自己的"雄伟"，证明自己还"活着"。

这就有点像鲁迅笔下的阿 Q 精神胜利法：在面对赵太爷、钱太爷这些强人时，他们从骨子里透着敬畏、含着无奈，只好任其奴役；而面对比自己弱小的人，他们又摇身变成强者，对其任意捉弄、欺凌，在心灵上由此获得极大的愉悦和补偿，发泄出长期受压抑的恶气，于是，便心满意足地走了。

退行更甚者，居然有人想到要以缠足来"救国"。《敝帚轩剩语》里瞿九思即是如此，他建议以缠足来"诱化"北蛮，对抗强敌。但遗憾的是，北蛮不解"风情"，它徒然暴露了中国男人"精神退化而不自知"的严重程度。明朝的沈德符在《敝帚轩剩语》中写道：

> 明朝万历年间，北方的游牧民族时不时南下袭扰大明。那么，如何对付"北虏"，成为朝廷上上下下相当头疼的一件事。湖北黄冈人瞿九思提出了这样一个堪称异想天开的建议：我们可以诱使其改变他们的风俗，让他们的女人学习大明女子裹足的做法，进而使得他们的男人迷恋小脚、沉溺于女色，由此来消耗他们的精力，让他们疏于马上功夫的操练。

瞿九思是明代著名的理学家，他的想法代表了当时大量传统中国儒学人士的思维。事实上，北方游牧民族具有"士"的精神，不会上当。隆庆元年（1567），"北虏"攻陷西石州，试图将他们俘获的明朝妇女赶出要塞，但是这些妇女因为一个个都是"小脚奶奶"，不能跟随战马快速奔跑。他们一怒之下，将这些妇女的双脚全部砍掉，用马车装了回去。

### （2）对性自卑的补偿行为

从生物进化的角度看，男人在性方面的自卑与焦虑是根深蒂固的。从某种程度上可以说，男性作为一个整体，虽然是"社会学上的强者"，但却是"生物学上的弱者"。因为他的性潜能不如女性，有许多意识或潜意识层面的障碍，这就导致他无法确知性配偶所生下的子代是否真正含有自己的DNA（也就是属于自己的"种"）。这种态势在传统的男权社会里显得更加严重，因为权力使男人们有多偶、多交的倾向，这使他们在性演出时会显得更加"力不从心"。

怎么办呢？束缚女人，不让她们有更自由的行动范围，这样被其他男人"播种"的机会就会减少。在他们眼中，缠足似乎是缓解自卑和焦虑的方法。

事实也是如此。宋朝时期，当时男权社会已经发展到了鼎盛时期，社会的资源土地已经完全属于男权所有制，女性在生产关系上完全成为男性的依附，女性是彻底的"无产阶级"。所谓"光脚的不怕穿鞋的"，没有了土地束缚的女性，反而获得了迁徙的优势，很多女性为了能找到和"正男"一起生活，逃避被"渣男"操控的命运，纷纷迁徙，这个在人类的基因进化研究方面，是有充分的考古证据的。然而，儒家文化是无法接受自己的男性是"渣男"这一说法，他们在潜意识里更接受不了被女性所"抛弃"的现状，所以就把女性的这种选择"正男"的倾向定义为"渣女"的放荡行为。相应地，在儒家重男轻女的社会势力压制下，父母也就主动地给家里的小女孩缠足，这样，被缠足的小女孩私奔、跑婚、长途迁徙的能力就会下降，以此来证明自己的女儿不是"渣女"。

此外，即使是为了"增强性快感"，缠足行为也是出于对自卑的补偿行为。

中国很早就有女性性能力强于男性的观念。例如，在《素女经》里，素女说："女之胜男，犹水之胜火。"在中国的五行理论中，女性属"水"，男性属"火"，而水"克"火，火只能将水"加热"，但水却能把火"扑灭"，这个理论很生动地反映出男女性能力的差异。

这也是生物学上的事实。某些雌性灵长类动物，在进入发情期后，不仅性欲旺盛，而且有相当惊人的性接纳力。英国人类学家泰勒在报告中指出，有的雌黑猩猩在发情后会变得异常兴奋，而让同一群里几乎所有的雄黑猩猩都"尽入彀中"。雄黑猩猩通常是"一鼓作气，再而衰，三而竭"的，此时，某些雌黑猩猩甚至会贪得无厌地拉扯雄黑猩猩的阴茎，催促它"再来一个回合"。

人类的状况也是如此。据临床性学专家马斯特及琼森夫妇的临床研究，女性确实有比男性更大的性高潮潜能，只要刺激足够，很多女性都能产生多次性高潮。譬如使用电动按摩棒，"在一小时或更长时间的刺激下，她可以有二十到五十次的连续性高潮，只有在完全虚脱时才会停止"。

因此，从理论上说，几乎没有一个男人能让女人获得潜在的"完全性满足"。故而男人们对此有着深深的自卑和焦虑，在无意中发现小脚女人能提高女性的性快感之后，他们乐此不疲，借此至少可以缓解如下几个方面的性自卑和焦虑：

① 对自身性能力的自卑；

② 对女性性能力的畏惧；

③ 对被妻子背叛的焦虑；

④ 对性行为给身体健康带来戕害（肾虚）的焦虑。

同样，有精神卫生科临床经验的人都会同意，出于"恋物倾向"的裹足，更是一种潜意识中性无能的表达。精神分析学家阿洛曾经描述了有暴露癖和恋物癖倾向的男人，是因为他看到了女性生殖器时的创伤感受，尤其是一个充满攻击性的母亲的生殖器，他是这样说的："男人所体验到的阉割焦虑导致了他们对本身的自我惩罚冲动的恐惧，最终形成了性倒错或者倒错的性格特点，使男人能感觉自己强大到可以抵御女性生殖器所带来的恐惧。对女性生殖器的拒绝，伴随着女性生殖器是他们致命的信念。存在太可怕了，因此，它不能存在。"

（3）对"恐怖大母神"的防御

如果对"摧残女性原力"这个现象的原因再做进一步溯源，那就是前一章所探讨的防御"恐怖大母神"了。下面再举几个例子来说明一下。

在新几内亚的许多地方，男人们害怕交媾，并认为假如性交时没有魔力的预防方法，就会死掉……在赞成女性割礼的文化中，人们列举了实施女性割礼的必要性。首先，如果一名男子的阴茎碰到女子的阴蒂，这名男子要么会生病，要么会阳痿，更严重的还有可能会死亡；如果婴儿在出生时碰到母亲的阴蒂，就非常容易夭折；阴蒂的存在可能会让一位母亲的乳汁变成有毒的；保留外生殖器会让女性散发出恶臭，同时也会促使其丈夫服用某些非法的药物，才能满足妻子那永不满足的性渴求。

在许多部落社会中，性关系和许多非常危险的事物联系在一起。人们认为在狩猎期或有人生病时发生性关系会招致祸患，导致死亡；在出征、战斗和进行大规模危险性劳动生产前及期间禁忌性交的风俗，极其自然地导致了许多严格禁忌的建立。

在东非的一些部落里，丈夫很少与妻子同床，因为女人的呼吸会使他软弱无力；在南非，男人在床上绝对不能用右手碰妻子的身体，因为那样会使他打仗的时候没有力气，而且一定会被战败；在泰国，男人从挂在外面晾晒的女人衣服下面走过被认为不吉利。

总之，正如该影片中华莉丝在联合国演讲中所说："排在最后面的跟最前面的走得一样快，发生在最少人身上的东西对所有人都有影响。"文明程度存在着先进与愚昧之别，很多事情只有直接从基本的人性出发，才能做出唯一正确的判断。如果忍受和承认这种制度，并固化为自己心中不可或缺的法则、是一条神圣庄重而让人超脱和净化的必经之路，有了这种观念，恐怕也就无可救药了。这就是鲁迅先生所说的："做奴隶虽然不幸，但并不可怕，因为知道挣扎，毕竟还有挣脱的希望；若是从奴隶生活中寻出美来，赞叹、陶醉，就是万劫不复的奴才了！""最悲哀的死是死于慈母和自己所爱之人误投的毒药。"

## 四、同类影片推荐

### 被遗弃的松子的一生

（一）内容介绍

松子女士是家里的长女，下有一个弟弟和一个生病卧床的妹妹。小时候的松子特别希望能得到爸爸的关爱，但是他把笑脸和呵护都给了生病的妹妹。平时，不苟言笑。有一次，爸爸带松子去游乐场，有个小丑做了松子后来人生中会做的一个经典表情——啜嘴巴。她发现当她做这个表情时，爸爸终于能够轻松一笑。此后，松子经常在爸爸面前做此表情，并一直按照爸爸期待的人生去做，就读爸爸喜欢的学校，当爸爸认为好职业的老师。

遗憾的是，本来有着姣好面容、身材和前途的松子，却被学生和老师冤枉成小偷后逐出学校，从此人生便开始走下坡路。松子爱上了一个作家，后来遭受家庭暴力，最终，她亲眼看到落寞的爱人卧轨自杀；作家的昔日竞争对手将她揽入怀中，给了她重生的希望，可他真正的目的却是通过占有比他优秀的对手曾经的女人来获得一种成就感；松子绝望了，却又不得不生存下去，她变成了脱衣舞娘，出卖自己的灵魂；而后和一个比自己小的男人在一起，松子因为其独吞她的财产而误将其杀害；路上遇到一位长得很衰但眼神温柔且友好的理发师，他们同居一个月后，她被警察带走，坐牢8年；她出狱后找到理发师，见他娶妻生子后黯然离去。

在一个又一个男人将她平淡朴素——只愿相夫教子的美梦击碎后，松子遇到了阿龙——那个阴暗、邪恶曾经改变她人生轨迹的学生。或许因为太过孤单、寂寞，或许已被命运开过太多玩笑，明知那是地狱，松子也依然义无反顾地拾起破碎的心，重新开始相信爱的力量。此时的松子活得非常可悲，即使被打被骂，却还是认为："这样总比一个人好。"

松子回了一次家，但弟弟把她赶出了家门。此后的松子变得一蹶不振，生活邋遢，成为人人唾弃的糟老太婆，每天窝在出租房内吃和睡，把电视声音开得很大，房间里堆满了黑色垃圾袋，不和任何人讲话。

有一天，松子在电视上看见类似现在的当红偶像男团，可能是她迷恋上了男团的原因，她疯狂地生活了一段时间。遗憾的是，松子投递出去很多信却没有收到一丝回音，她对着镜子怔怔地看着自己的样子，然后拿起笔在小黑板上重重地、重复地写着：生而为人，我很抱歉，活着。

影片的最后，昔日好友阿惠给了松子重新开始生活的希望，她却被一群打棒球的无知小男孩打死了。

（二）精彩看点

与影片《沙漠之花》类似，电影《被遗弃的松子的一生》中的松子也非常不幸，被男权社会和家人无情地糟蹋和遗弃。

从心理分析的角度说，松子由于早年丧母，在家排行老大，不受父亲关注，所以她在潜意识里一直活在"被遗弃感"之中，为了在别人那里获得肯定，她甚至把自己活成了"受虐狂"。只要有个人能够稍微关注她一下，她似乎就像抓住了救命稻草，无论这根稻草是好是坏都紧握不放，直至失去。

影片中的松子有一个无意识的行为——噘嘴巴。这一行为开始于松子为赢得父亲的笑脸而做的鬼脸，后来发展到人生中所有紧张尴尬的时刻，她都会不由自主地噘嘴巴。

作者在临床工作中遇到过类似的一位来访者何女士，30多岁，她的父亲性格懦弱，母亲强势。何女士说她的人生从来没有顺利过，从记事开始到大学毕业找工作、恋爱结婚都必须要得到母亲的首肯。在心理治疗过程中，她向作者表述了一个奇怪的症状——噘嘴巴，在紧张时会出现，一个人时会出现，甚至做正念训练的过程中也会出现。

作者经过探索发现，原来这个症状来源于她小时候的一次经历。有一次，何女士因为调皮被母亲打了一顿，并被威胁说："如果再不乖，就把你送给乞丐。"这时，她向母亲噘了一下嘴巴，母亲笑了一下。在恋爱阶段，何女士说自己总是遇到渣男，经历过两段婚姻，丈夫都是类似该影片中的阿龙，是混社会的人。后来，作者又发现，原来"受虐人格"深深地扎根在何女士的潜意识之中。下面是医生与她的一段对话：

何女士：医生，我丈夫经常喝酒、赌博，经常打得我鼻青脸肿，而且许多时候打完了还要跟我做爱。现在我特别怕他，一见他喝酒就浑身发抖。

医生：你干吗不向家人或周围邻居求助呢？

何女士：我不敢，曾经也找过他的朋友帮忙劝说，但他不听，反而打得更厉害。

医生：你可以找当地的政府部门寻求帮助啊。

何女士：他录制了我们的性爱视频，如果我提出离婚或出去告他，他说会把这些视频公布出去。如果他这样做，我多没面子啊，以后就没脸做人了。

医生：你也可以选择与他一起看心理科医生。

何女士：那不就更没面子吗？别人会笑话死的。

……

最后，作者给何女士布置观看电影《沙漠之花》《被遗弃的松子的一生》当家庭作业。何女士看完电影之后似乎有所触动，大哭一晚，然后走上了疗愈之路。

## 女性力量的异化

### 一、剧情回眸

麦琪姑娘来自非常偏僻的山区，出生时体重极低，她父亲曾说她是打拼到这个世界上的，以后也会打拼出一片天地。

麦琪自幼就非常自卑，在成长过程中只知道一件事——自己是个废物，她13岁时开始在餐馆和杂货店打工，靠洗盘子、当女招待赚钱，甚至吃别人剩下的食物。麦琪唯一喜欢做的事是拳击，但由于贫穷而且是女性，没有机会得到正式的训练，她就用"蛮力"自我训练。

麦琪小时候父亲就去世了，哥哥是个混混还被关过监狱，母亲与妹妹一起靠骗取福利金生活。

麦琪在31岁时目睹了拳击教练弗兰基在赛场边的表现之后，她找到弗兰基，请求他训练自己。弗兰基告诉她，他"从来不训练女孩子"。但是，麦琪没有放弃，她找到了弗兰基的拳击训练馆，继续请求他做自己的教练。白天，麦琪在一家餐馆打工，并偷偷藏起客人吃剩下的牛排当作体力补充。晚上，她在弗兰基的训练馆独自打沙袋。麦琪对拳击的狂热和坚持被一个叫斯凯普的人看在眼中。斯凯普每天在拳击馆里打扫卫生，维持馆内的日常，他给麦琪提供了帮助，并把训练馆中的梨球借给麦琪以作训练提升之用。

有一次，麦琪在训练馆打沙袋时遭到了拳击手谢瑞尔等人的羞辱和挑衅，她通过机智的调侃驳回他们，一群人哄笑而散。这一切都被弗兰基和斯凯普看在眼中。弗兰基走向打梨球的麦琪，说自己要拿回训练馆的梨球，并再次说明不想让别人误会是在训练一个女孩子。弗兰基反复劝阻麦琪想要打拳击的念头，并告知她31岁打拳击已是高龄了，至少要训练四年之后才可以打出像样的重拳，而到那个时候她就35岁了。但这些并没能吓倒麦琪，弗兰基反而被她的执着和梦想所打动，不再劝阻她停止训练，并把梨球留给麦琪继续使用。

麦琪依旧在餐馆里打工，偶尔还有可观的小费，她终于攒够了钱，带着一堆零碎的钱币买到了心仪已久的梨球。麦琪坚信，如果能得到弗兰基的指导，她就可以成为女拳王；而如果只是怜悯和施舍，她将拒绝弗兰基的帮助。最终，弗兰基在她32岁生日时答应教麦琪打拳，教会麦琪需要知道的一切，直到给麦琪找到经理人。

在麦琪参加了她人生中第一场正式拳击比赛后，弗兰基告诉她，比赛的规矩就是"随时保护自己"，并在之后的每一场比赛中反复强调。在赢得许多比赛之后，麦琪用攒下来的钱给母亲买了一栋离家很近的房子，但母亲并不领情，说这样做会害家人领不到政府保障金。最让麦琪伤心的是，家人嘲笑她当拳击手。

不幸的事还是发生了，在和那位臭名昭著、为了赢而不择手段的拳击手兰熊争夺拳王的比赛中，麦琪因为在最后时刻放松了对自己的保护，被恶毒的兰熊从背后偷袭，导致颈椎断裂、高位截瘫。麦琪从昏迷中醒来之后，首先想到的是向教练弗兰基道歉，因为没有牢记他的交代——随时保护自己。在医院治疗期间，麦琪盼来了家人，但随之而来的，却是母亲、妹妹和哥哥以及律师带来的财产转移文件，他们想让她在上面签字。麦琪赶走了他们，也没有在文件上签字。

最后，麦琪在弗兰基的帮助下离开了人世，弗兰基也从此在夜幕中消失了。

**二、剧情解读**

这是电影《百万美元宝贝》里的故事。

从社会学和女权角度来说，影片中麦琪的一生致力于捍卫梦想、热血的拳击运动以及女性的自我突破上，这是值得鼓励的。

然而，从分析性心理学的角度说，麦琪是一位"父亲的女儿"，存在着"阿尼姆斯俘获"现象。在她的家庭里，只有她的父亲给过她正面的影响和希望,借用她母亲的话说就是:"你一直是个好女儿,签了这份文件,你就能照顾你一家,正如你父亲所愿。"她只身一人从一个雪松和橡树环绕、比偏远更偏远的地方而来,即便在餐馆里捡客人吃剩下的牛排充饥,她也决不放弃成为拳击冠军的梦想,或许这种勇气的动力源正是来自其潜意识中的"内在父亲"的声音。

在与拳击教练弗兰基相处过程中,麦琪似乎把弗兰基当成了父亲,她曾经跟弗兰基说,"我现在除了你,什么都没有了","你让我想起了我的父亲"。而弗兰基的人生充满着悲剧,他没有亲人,女儿因种种隔阂离他而去,他每周寄出的信被原封不动地退回。在训练麦琪的过程中,他倾注了全部的心血,而且用"莫库什勒"(意思是"我的挚爱、我的血肉")来替代麦琪的名字,要求麦琪"忘记自己是个女人"。弗兰基开始时之所以不愿意接受对麦琪的训练,有很大部分原因是出于害怕、担心训练女孩被人笑话,也担心如果训练不出来,自己的心血就白花了。

在训练和拳击比赛过程中,只要能成功,麦琪愿意忍受任何痛苦。麦琪曾经和弗兰基说道:"至少我有个机会,去挥舞过我的拳头,没有人能说我没努力过。你要迎着痛苦而上,而不是像有理智的人一样躲避。问题是,这是我唯一喜欢做的事情。"的确,麦琪并没有让弗兰基失望,在弗兰基"死了再休息"的指导下,麦琪进步得很快,赢得了不少比赛的冠军,实现了"内在父亲"所寄予的希望。

这或许是麦琪在与兰熊比赛中忘记"要时刻记得保护自己"这一规则的潜意识原因。从深度心理学角度可以说,麦琪是"故意"寻死的。因为她的努力和成就始终得不到家人的认可,她太累了,所以在完成"父亲的女儿"这一角色之后"选择"死亡。这可以从影片的最后,麦琪希望用死亡来维系生命的尊严时向弗兰基所说的话印证:"我见识了整个世界,人们高呼我的名字,他们为我欢呼;我上过杂志,我以前从没做过这样的梦;我打出了一片天地,我得到了我想要的,全部都得到了。请别让他们从我身边再一点点地拿走,别让我一直躺在这里,直到听不见人们的欢呼声为止。"

### 三、延伸与思考

关于"父亲的女儿"

精神分析学的研究表明:在男权价值观强大的地方,父女结合的力量,经常显现为父亲希望女儿成为儿子的心理;女儿也试图努力符合父亲的这种愿望,在追求活跃的生涯时,经常在无意识之中遵循着"父亲的故事"生活。女儿许多时候因此会在男权社会中获得"成功",有时,却必须付出情绪无法成熟的代价。或者在其他的情况下,像希腊神话中的战争女神雅典娜或月亮女神阿蒂密斯那样,这类女儿成为强势的女性,驯服男性成为自己的"侍从"。

美国女性精神分析师西尔薇亚·佩蕾拉曾经在她的著作《女性的启蒙》中写道:"我们这些在社会上获得成功的女性,几乎一律是'父亲的女儿'——也就是说,非常适应男性本位社会的女性。长久以来,我们一直排斥过去我们所拥有的女性特质的本能以及能量模式。"影片中麦琪的人生正是这一模式的典型表现。

需要注意的是,分析性心理学中的"父亲的女儿"与那些受到父亲强烈影响,特别是受到父亲宠爱的女儿有别,而是指超越个人亲子关系的"父权制的女儿"。还有,佩蕾拉所说的"父亲的女儿"虽然是社会上的成功人士,但并非像玛丽莲·梦露那样,受到男权社会中男性喜爱而成功的女性,而是与男人们竞争而获得成功的女性。佩蕾拉表示,"父权制的女儿,与母亲的关系淡薄",她们对"母性原理"感到嫌恶与排斥。因为她们觉得,要是不自觉地接近母性,就会被套入侍奉男人的角色,自己的"个性"会遭到破坏,所以她们有意地脱离母亲而独立生存。但是,当她们突然回过神来,却发现自己完全被父亲与丈夫的价值观所捆绑，被迫以自己的生命实践"男权"，已经搞不清楚"原来的我""阴性本质""母性原理"究竟是什么而受到强烈的不安和焦虑侵袭。

当然，不是所有的"父亲的女儿"都走着同样的路。人有各式各样的路可走，哪一条路比较好很难说。在现代，也有人活在母女结合的故事中。假设有人扮演"父亲的女儿"而过着幸福的一生，也并不觉得奇怪。但是，如果对自己活在什么样的故事之中，对自己和其他人的故事有什么不同，能够有所察觉，那么她的人生不但会变得有趣，也不容易给其他人带来麻烦。

心理分析的经验告诉我们，许多"父亲的女儿"们认为自己在现代社会中"独立"行动、获得"成功"，却在无意识中察觉到自己其实隶属于"父亲"，与身为女性的本质性存在处于疏离的状态，因而感到不安和焦虑。这种状态就是心理分析学家眼中的"阿尼姆斯俘获"现象。

就像希腊神话中的雅典娜，她虽然光芒耀眼，却都是按照父亲宙斯的意思行动，她是个十足的"父亲的女儿"。因为，雅典娜是父亲生下来的女儿，在希腊神话里，她是从宙斯的头部，穿着一身盔甲，嘶吼着诞生的。后文所介绍的伍迪·艾伦所执导的电影《另一个女人》里的马里恩女士也是如此，她的"存在性危机"与"父亲的女儿"这一角色有关。

如果将"父亲"视为社会规范的体现者，那么"父亲的女儿"可以说就是顺应着社会的规范与期待而生活的女性，借用精神分析鼻祖弗洛伊德的话说就是，具有强大"超我"的女人。她们遵循着"父性原理"，非黑即白、善恶分明地看待事物，一味追求"正面"的事物，排斥负面，试图活得更"独立""积极"。典型的表现可以从极端的女权主义运动中表现出来，她们主张女性和男性一样也可以过着"父性原理"的生活，事实上也有许多女性"成功"了。影片《再见列宁》里的女主人公克里斯蒂娜就是这一类角色，她一直衷心地拥护着社会主义国家东德，可是，在她生病后醒来时，她所熟悉的国家已经改变——柏林墙被推倒了，民主德国的社会主义也随之瓦解了。由于克里斯蒂娜出现了心脏问题而不能再受刺激，于是她的儿子只有想方设法营造一个过往的世界给母亲，包括邻居的衣饰、电视的新闻、换成俄罗斯食品的罐头。对这样的女性来说，生存态度随便的男性会令她们生气和厌恶，有时候，她们发现自己的父亲和丈夫就是这样的人，父亲和丈夫就会成为她们攻击的对象。

需要注意的是，所谓"父亲的女儿"里的"父亲"对她们来说，并不一定是生物学上的父亲，更多的时候是精神上的父亲，或者说是"父性原理"的象征。

作者在临床工作中发现：这些女性在对抗不理解她们的男性时或是在"父性原理"占优势的社会中争取成功的过程中，不会觉得有问题，只是她们一旦达成目标，却觉得无法就此满足，她们停不下来。有些女性开始察觉这不是自己本来的样子，也有一些女性被深深的不安、焦虑情绪所笼罩。换而言之，她们开始发现，这不是原来的自己，她们扮演的是"父亲的女儿"，遵循"父亲"的意愿活着。

有一位来访者王女士，35岁，在外人眼中她是一位事业有成、家庭幸福的人，然而，她自己却自工作以来饱受头痛和失眠、焦虑症的折磨，这些症状往往在休息时缓解，工作时出现。据了解，王女士从小喜欢画画，但父亲一直认为只有读不好文化课的孩子才去学美术，并强行要她放下这个爱好，专注文化课的学习，并在高考结束后帮她选择了金融专业。王女士也一直以父亲为榜样，对自己要求严格，积极上进。她曾经在日记中写道：

> 我父亲无疑是我生命中的权威人物，我总是害怕自己无法符合他的期望，惹他生气地骂我笨。我的母亲也是权威人物，我不敢做自己，我很难说出自己的感受和需要……

什么是我的立足点呢？我有吗？我的父母常向他们的朋友夸耀我有用。那不过是因为我听话并忠心迎合他们的需求。工作使我忙碌，我不敢认识自己。

我的父母把养我当成投资，寄希望我将来出人头地，他们要的不过是顺从并尽本分的奴隶。如果我成为大人却不符合他们投资的回报率，就会危及他们的利益。

如果我的脚碰不到地、我的脚趾从来不接触泥土，我怎么会有生命的方向感呢？

《和心理医生看电影.理解篇》中的林女士也是如此，她把自己彻头彻尾地活成了男人，在她的身上能看到许多男人都不具备的力量，在外风风火火地工作，却不会像其他女士那样打扮自己，也根本闲不下来，用她自己的话说，"我与丈夫的性别似乎颠倒了"。在长期心理治疗的过程中，医生通过让她从画画、音乐、跳舞、看小说等方面入手，慢慢地让她处于异化状态的女性力量得到还原。

## 四、同类影片推荐

### 文身女孩

（一）内容介绍

莉丝女士的造型怪异恐怖，有文身，双性恋，性意识淡薄（为了钱愿意给监管人口交），是一位有吸毒史、"精神病"史、情绪极不稳定及有暴力伤人前科的青年。莉丝小时候曾遭受过父亲的侵犯，她在12岁时把汽油浇在父亲的身上，将其烧成百分之八十伤残。从此以后，莉丝就生活在被人监管的状态之下，她的钱财支出、日常行踪都要向政府汇报。

在莉丝的第一个监管人突然病倒后，她就不得不去接受另一个监管人的监护。这个新监护人毕尔曼是一个心理变态、衣冠禽兽式的伪君子，一面夸夸其词地说自己必须对莉丝进行严格的监管，另一面却暗示莉丝必须为其口交才会支付她日常费用。为了得到钱，莉丝理所当然地照做了。

当莉丝再次需要钱的时候，她原以为只要像之前那样做就可以了，于是她主动走进了毕尔曼的家，只是没想到，这一次没那么简单。毕尔曼一开始还装模作样地问莉丝最近是否还好，当进了房门之后他立马原形毕露地将莉丝铐住，对她实施了强暴。而莉丝被强暴之后甚至还能冷静地与其对话，随后电倒毕尔曼，将其绑在床上，以其人之道还治其人之身，重创监护人的菊花，并且在他身上文身，将毕尔曼收拾得服服帖帖。

目前，莉丝任职于一家高科技安全保卫公司，是一位充满创造力、做事又很彻底的调查员和电脑黑客，曾经受委托入侵过《千禧年》杂志记者麦克·布隆韦斯特的电脑。当她发现麦克的清白并摆脱监控的生活之后，莉丝以自由的身份与麦克配合，共同查找海莉失踪的真相。

在麦克被杀人凶手马丁困在家里且生命垂危的关键时刻，莉丝及时赶到，她用一根高尔夫球杆救下了麦克。在随后追赶马丁的过程中，马丁的车失控后着火，莉丝站在边上冷静地看着，脑海中闪现出小时候她烧伤父亲的场面。

此后，莉丝通过黑客进入非法企业家的电脑，调查出很多有关他的黑幕交易，并盗取他的账户号码和密码，把非法企业家的所有存款以债券的形式取出……

（二）精彩看点

影片根据瑞典推理小说名家斯蒂格·拉赫松写的《千禧年》三部曲的第一部《恨女人的男人》改编。

影片中的女主角莉丝尽管脸色苍白，但无法掩盖其张扬的气质和充满敌意的气场。莉丝永远穿着全黑的衣服，就像她布满全身的穿孔与文身一样，全黑的装扮与其说是代表服饰的偏爱，不如说是一种生人勿近的警告。如果你无视警告，她的口袋里还有一把电击枪在等着你。你只有从她那厚重的黑色眼妆也无法遮掩的双眼中，才可能看到一丝她内心深处的伤痕与脆弱。不过，从没有人能够靠近她而察觉到这一点，直到她与新闻调查记者麦克搭档，她的人生也因此有了意想不到的转变。

从深度心理学的角度说，莉丝的穿着打扮和行为之所以如此，源于她对内在脆弱的补偿和掩饰。不过，这也是女性力量异化的一种表现。

## 救赎的代价

### 一、剧情回眸

倚隽和洁蓉是韩国某中学的高中女生，她们关系亲密。两人梦想着去欧洲旅行，为了筹得费用，洁蓉自愿出卖肉体，而倚隽负责为她招揽生意、把风和打理钱财。事后两人一起沐浴，倚隽为洁蓉一遍遍地擦洗身体。在这个过程中，洁蓉总是满脸微笑，跟倚隽分享其中的乐趣，而倚隽有时对此有些恼怒。

有一次，两名警察闯进了洁蓉正和男人做爱的房间。几乎赤身裸体的洁蓉站在窗台上，微笑而从容地跳了下去，摔破了头。倚隽背起鲜血淋漓的洁蓉，一边哭一边跑到医院。平时显得随意从容的洁蓉在弥留之际却有些固执，始终不愿意吐露她父母的电话号码，只是请求见一面曾经为她唱歌的"音乐家"，这时她仍面带微笑。倚隽跑到这位"音乐家"的住处求他到医院一趟。面对倚隽的苦苦哀求，"音乐家"无动于衷，最后竟要倚隽先和他做爱之后才去。倚隽同意了。可是，等两人最终赶到医院时，洁蓉已经去世。倚隽揭开白布，发现早已断气的洁蓉脸上仍然带着神秘的微笑，死亡对她来说好像只不过是一场游戏而已。

倚隽异常内疚，她觉得是自己害死了好友，于是决定以"倒贴"自己肉体这种方式——和那些嫖客们上床，把洁蓉赚来的钱还回去。于是倚隽开始了疯狂的自虐之旅。一般她都会选择洁蓉跳楼的那个旅馆房间约那些留有联系方式的男人，然后带着洁蓉那样的微笑和一个又一个的男人做爱，之后再把钱还给他们。

倚隽早年丧母，她的父亲康勇基没有再续弦。勇基不仅是一位能干的警探，还是一位好父亲，他既当爹又当妈。每天早上，勇基都早早起床，做好早餐，然后到女儿的房间为她轻轻地戴上耳麦，打开音乐，唤女儿起床。吃完早餐后，勇基开车送女儿上学，在路上给女儿讲西方那些神迹故事。他自己是天主教徒，并在女儿房间的墙上贴上一张耶稣像。

有一次，勇基在破案现场看到对面房间中的女儿，她披散着头发，和一个男人在一起。那一刻，曾经的铁汉子勇基知道了什么叫世界末日。当晚，勇基悄悄地跪在女儿的床前，望着熟睡中的女儿，他无法理解白天看到的那一幕。

之后，勇基开展了一系列跟踪女儿、堵截嫖客、捣乱和破坏约会活动的行动。倚隽每次约会都换一个男人，事后把他的名字从洁蓉留下的日记本里划掉。她每天下午放学后都会先去女厕所把校服脱下来换上短裙，涂上口红，也把头发披散下来，扭摆着身体去接客。

勇基不敢问她，他害怕一开口就会永远失去女儿。因此，勇基把所有的愤怒都撒到那些和女儿做爱的男人身上。有一次，勇基在公园的一个厕所里用板砖把一位嫖客的脑袋砸开了花。其实，这是倚隽最后一次和曾经搞过洁蓉的男人约会，她已经全部划掉记在本子上的男人名单，钱也还清了，她把本子也扔掉了。

当倚隽回到家，父亲突然提议两人一起去给母亲扫墓，她表示同意。在祭奠完后，勇基刚吃了几口就趴在地上呕吐不已，痛哭不止。倚隽轻轻地捶打着父亲的后背。在下山的路上，车子被石头卡住而无法前行，父亲在车里疲倦地打盹，倚隽走出车门把石头移开，累得满头大汗。天晚了，父女二人在山上借宿，倚隽剥掉煮熟的红薯皮，送到父亲的嘴里。临睡前，勇基照例给女儿讲故事，这次故事的主题是特蕾莎圣女，说她能行神迹，连梵蒂冈也承认的神迹。半夜，和衣而卧的勇基听到户外有啜泣声，他起来，发现户外哭泣的是他的女儿。

第二天，两人继续赶路，到了一处流着清澈河水的沙滩，倚隽在车里睡熟了，她梦见爸爸把自己掐死了，醒来后发现爸爸正在给石头涂黄色染料。原来勇基执意要教女儿学开车。在旁边指点了一会儿之后，勇基说："好了，以后你自己开吧，爸爸就不再跟着你了。"后来，趁着女儿驾车开远了，勇基走向了向他驶来的警车。倚隽看见一辆车把爸爸带走后，赶紧扭扭歪歪驾车来追，可是车子陷在一个泥潭里抛锚了，她打开车门，站在泥泞的水洼边……

## 二、剧情解读

这是电影《撒玛利亚女孩》里的故事。

影片中的洁蓉出卖自己的身体，但她的笑容和眼神却没有一丝的污秽，她发自内心地在关爱每一个与她发生关系的陌生男人，甚至爱上了其中的一个人。在临死之前，洁蓉似乎一点也不痛苦，即使没了呼吸，脸上还挂着笑容。可以这么说，洁蓉在内心没有对自身进行道德的谴责，也没有对他人产生怨恨，她只是善良而感性地看待世界，她太过单纯了。

洁蓉讲了一个经典故事——印度有个妓女叫婆须蜜多，每个和她睡过觉的人都成了虔诚的佛教徒，因为婆须蜜多能让人销魂之至，触发他们内心里的爱，从而拯救他们肮脏、贪婪的灵魂，婆须蜜多也因此成为菩萨。这让作者想起了"圣娟"，用影片中的话说就是：在她们心中，性爱是高贵的，女性在"像妓女一样给了他们性爱快乐"的同时，也"唤起了一个人内心深处的母性"，因为"男人做爱时都像小孩"。这个观点在精神分析学中是成立的。不过，我们也要看到，洁蓉的救赎行为是幼稚无知的，如同被她随手扔在地上的猪脚一般，是一种肤浅的、随意的"救赎施舍观"，因为，现在的男权社会已经缺乏"母性原理"，并充满着冷酷无情。

同样的，倚隽从最初对男人的厌恶、鄙视，到后来自愿与男子交易的观念转变虽然也是相对肤浅的"救赎挽回观"，但是她的情感转变是有脉络可寻的。她将与洁蓉交易过的男子一一找回并发生关系后再退钱给他们，以此去除内心曾经因援交所引起的罪恶感。倚隽的行为的确也"救赎"了少部分嫖客。例如，当一位嫖客对她说"快乐就是道德"时，倚隽不仅不要他的钱反而给他钱，他开始受不了了，马上给自己的女儿打电话，从某种程度上可以说这是父爱的觉醒、良心的某种复苏。当勇基在另一个嫖客家中当众殴打他时，嫖客既不还嘴也不还手，只是默默地忍受，最后竟从高楼上跳了下来。

影片中的勇基不敢或没有勇气面对女儿的堕落，他在深夜流泪，在妻子坟前痛哭，在生活中失魂落魄到忘记刮胡子，疯狂地把矛头指向嫖客。为了女儿的节操而随意践踏那些男人的权利甚至生命，但仍然救赎不了女儿。最后，勇基选择带着女儿一起去祭奠亡妻，她为女儿做了最后一次努力，希望能召回女儿的灵魂。刚开始的时候，倚隽以为父亲太想妈妈了所以才痛苦，她哪里知道这些日子以来父亲内心的悲恸和煎熬；在她把剥掉皮的红薯递给父亲时，她只是以为父亲工作太过劳累，哪里知道这些日子以来父亲憔悴了许多。好在没过多久，倚隽的良知开始觉醒了，她开始明白不应该为了友谊就越过心灵的底线；她开始在车子被石头卡住时，一个人去处理；深夜时，一个人跑到户外偷偷哭泣；在父亲被警车带走时开车去追赶。遗憾的是，倚隽的力量太弱小了，她只能站在泥泞的水洼边陷入深深的困惑。

此外，影片中还有几点值得我们注意：洁蓉似乎对父母并不认可，比起父母，她在死前更想见那位爱过的嫖客；倚隽早年丧母，父亲尽管平时对她照顾有加，但在她的眼中父亲似乎并不存在；除了勇基外，其他出镜的男性似乎大部分是渣男。

所以，在心理治疗师看来，无论是洁蓉、倚隽的女性救赎，还是勇基的父性救赎，这三者都是偏离正道的"救赎"，带来的是越来越多的不幸。从某种程度上可以说，这部影片反映了女性在男权社会中的绝望处境，她们需要为自己所遵循的"母性原理"付出惨重的代价。

## 三、延伸与思考

### （一）正视"淫秽色情"品的问题

这部电影曾经在国内被认为是淫秽色情片。其实，这是我们对性、情色等内容夸大的结果。

孟子曾经提出："食色，性也。"意思是说，对性、色情有关内容的喜好是人的本能。如果你去阅读一下《诗经》，就会发现里面有许多男女之情的美好描述。伟大的精神分析学家弗洛伊德曾经提出过"本我"的概念，意指任何人都存在着本能的需求，不恰当的压抑会导致精神疾病和心理障碍。

然而，在许多儒学家、理学家眼中，与性、色情相关的内容是不好的，需要禁止。例如，"存天理、灭人欲"思想在历史上不知破坏了多少人的性与情。

在国内许多网站，"做爱""小姐""妓女"等词语成了敏感词，与性有关的专业文章会被电脑判断为"内容不实"。不时有报道称：某某领导因为办公室里放了"淫秽色情"书籍被批思想不坚定、作风有问题。在精神卫生科，作者经常遇到因小时候无意之中的"偷窥""手淫"现象而长期处于内疚状态的来访者。在中医的书籍中，经常把频繁的性生活、手淫当成头晕头痛、失眠健忘等问题的病因，还持有"一滴精十滴血""手淫会导致不育不孕"等危言耸听的言论。

在西方，也曾经围绕着"淫秽色情"品与审查制度争论了很长时间。维多利亚时代的净化社会和愚民运动，曾明令禁止出版"淫秽色情"书籍，从一开始的没收或销毁情书，发展到审查和删节莎士比亚、弥尔顿、但丁等的经典名著，甚至连圣经中与性有关的章节都遭到了删节。

"淫秽色情"品的危害真的有那么大吗？

1970年，美国国会任命了一个全国专门委员会调查"淫秽色情"品的问题，他们提出的报告令议员们大吃一惊。调查人员发现，接触"淫秽色情"品，无论是对社会还是个人，大体上都没有明显的损害。"淫秽色情"出版物与性犯罪、性过失没有必然的联系。一个雄辩的事实是：没有一个社会因"淫秽色情"品的泛滥而垮台。对此的解释可以追溯到金赛的性调查。金赛性调查早已发现，性幻想在社会地位低下和受教育较少的男性的性行为中，仅占很小的分量：由于多数性犯罪者没有受过很好的教育，所以缺少性幻想，而对"淫秽色情"品的强烈反应是与幻想联系在一起的，因此"淫秽色情"品不是他们性犯罪中的直接因素。鉴于85%的成年男子和70%的成年女子曾或多或少地接触过"淫秽色情"品，而且无论法律如何禁止，大多数美国成年人还是会接触到这些出版物，所以不如减少控制、放宽政策。这个专门委员会的最终建议是：取消各种对成年人接触"淫秽色情"品的限制和禁令；废除所有适用于成年人的反"淫秽色情"的法律。

在"淫秽色情"品问题上最广为人知的是"丹麦试验"。丹麦在1967年和1969年分两次放开了"淫秽色情"文学和视觉产品的市场。丹麦试验得出的两个主要结果如下：

第一，合法化后，"淫秽色情"品的制售经过一个短暂的高潮之后急剧下降，大多数公民对"淫秽色情"品产生了厌恶感。一项对成年人大量观看"淫秽色情"品后果的研究表明：被测试者的性行为并未发生变化，虽然最初他们对性幻想得多些，但不久他们的性幻想又降到了观看前的水平。试验表明，观看"淫秽色情"品产生了一种稳定地降低对"淫秽色情"品兴趣的效果，不断接触此类材料使人感到餍足和无聊。他们的欲望完全满足了，发腻了。

第二，犯罪率下降。1967年的犯罪率比上年下降25%；1968年又下降了10%；到1969年"淫秽色情"品彻底解禁后，犯罪率下降了31%。其中猥亵儿童罪下降了80%，露阴癖的犯罪率和报案率也下降，窥淫癖只剩下很小的比例，暴力侮辱女性的犯罪率（包括强奸和猥亵）也大幅度下降了。

在"淫秽色情"品合法化后的十年中，任何种类的性犯罪均无增长。临床心理治疗的经验也告诉我们："淫秽色情"品的危害没有那么大，我们需要正确对待。

（二）渣男们靠妓女救赎

在中国的传统历史上，妓女尤其是名妓们，仿佛自始至终系着特殊的使命。在《水浒传》中，梁山之首宋江靠青楼名妓李师师做代言人；在明末清初时，李香君和柳如是身体力行着民族大义；到了清朝快结束的时候，又出现了个赛金花。

虽然名妓们前后的行为似乎有些异样，但当时的渣男们对她们的寄托却差不太多，总是幻想自己担不起来的事情可以由女人撑起来。只是渣男们的期望值随着时代的前进愈发低了，在明末的时候还敢幻想"自己"的女人通过抗争不叫异族染指；在洋人刚刚打破国门时，跟洋人做生意的妓女还特别叫人看不起，被讥为"咸水妹"；可是到了八国联军打上门来，跟洋人睡过的妓女，不仅身价百倍，而且还被赋予了"救国救民"的光环。中国人民大学历史系教授张鸣这样评论道："到了连国人最后的杀手锏——义和团的'刀枪不入'都失灵的时候，男人们，尤其是某些号称知书达理的男人，于是只好指望女人的身体了。"

据说，八国联军进犯北京之后最早恢复的商业活动是娼业。不仅著名的八大胡同的业务极度繁盛，就连一向偷偷摸摸搞地下活动的暗娼生意也日渐看好。在和洋人做皮肉交易的妓女中，有个女人当时就小有名气，后来更是声名大噪——赛金花。赛金花本姓赵，赛金花是她的"艺名"，此人原是苏州娼家的一名"清倌人"（雏妓），艺名傅彩云。十六七岁时被同治时期的状元洪钧看中，纳为小妾，当洪钧被任命为清朝驻俄、德、奥、和（荷兰）四国公使时，状元公携她出国上任，驻节德国首都柏林。几年后，洪钧回国，差点病死，傅彩云遂离开洪家，在上海、北京等地重操旧业，先名曹梦兰，后名赛金花，由于"状元夫人"头衔的助力，遂成为名噪一时的名妓，经常与公子王孙、达官贵人互相往来，人称赛二爷。八国联军进京的时候，赛金花正好在北京，住在京城著名娼寮集中地的八大胡同之一的石头胡同，而石头胡同恰好归德军管辖。

  按理说，依照中国人传统习惯，对赛金花们的这种行为，应该是将一盆盆的污水迎头泼上去，再骂上半响才是，好像中国的失败与丢脸，大半是由这些不知亡国恨的商女造成的。可是不知为什么，脏水没有泼出来，好事的文人墨客反而以赛金花为中心，编出了一系列"妓女救国"的故事。

  在心理治疗师看来，上述种种关于"妓女救国"的传说正是渣男们集体衰弱的表达。这些观点作者在《和心理医生看电影·男性篇》中有专门的论述。无论如何，男人丢了城池，却将本该自己负担的东西卸到女人的肩头上，让女人去坚守民族主义的阵地，这是说不过去的。不过，如果从分析性心理学的角度来说，男人们编出一系列"妓女救国"的故事或许正是其潜意识向"大母神"求救的反映。

  在临床工作中，作者依然会遇到这样的渣男，他们平时无所事事，吃喝玩乐样样俱全，生活来源靠在足浴店、酒吧、舞厅服务的女友来支持，有时他们脾气还很大，动不动就对女友动粗。

## （三）性爱与灵性渴求的关系

难以控制性欲是青春期以后的男女们会遭遇到的一大问题。众所周知，精神分析创始人弗洛伊德非常重视人类的性欲。关于这一点，另一位心理分析大师荣格推测弗洛伊德可能是这样思考的："人类的基本欲望中包含食欲和睡眠的欲望，为什么还要重视性欲呢？这是因为食欲和睡眠与身体紧密相连，而性欲既与身体相关，又属于心理范畴，所以才显得尤为重要。"在深度心理学理论中，性是连接身体和心理的桥梁，具有深刻的意义。荣格认为，上至天堂，下到地狱，都有性的存在，这个观点极具启发性：它既承接至高的善，也通往无尽的恶。

如果大家熟悉《圣经》内容的话，就会知道在《约翰福音篇》第四章有一个故事叫"撒玛利亚妇人"。其内容为：耶稣在井边见到一个堕落的撒玛利亚妇人，她已经和5个男人同居过，现在正和第六个男人睡在一起。依靠她自己已经不太可能从堕落的处境中走出来，耶稣提醒她只有依靠弥赛亚属灵的活水才能解决她深处的问题，但能提供令她心灵清澈泉水的就是眼前这位弥赛亚。

在耶稣看来，这个女人之所以堕落，不过是因为她渴。她渴望通过爱情获得幸福，获得安全，获得快乐，获得拯救。但一个又一个男人让她失望了。耶稣提醒她心灵饥渴是一种神圣需要，不能从世俗堕落中寻找。于是，这个女人终于舍弃了罪恶，转而从神圣泉水那里获得满足。前文中介绍的影片《被遗弃的松子的一生》中的松子也是如此，因为她太渴望被爱了，所以才处于"受虐狂"状态。

这种现象在精神卫生科也能见到。有些靠"卖淫"为生的女士，她不仅支撑着家庭的经济，还对丈夫或男友百依百顺，给子女尽可能提供良好的教育，也会参加公益活动。然而，在心理治疗的过程中，作者却发现她们的精神和肉体是分离的。作者曾经遇到过一位20岁的女孩，她割腕多次，全身都是刺青，几乎没有好的地方，舌头上也打着舌钉。她小时候被他叔叔强奸过。

她现在的生活很混乱，一年跟 30 多个男性发生关系。但她在网上的昵称却是代表着纯洁的"白鸽"。也就是说，在心灵深处她觉得自己是善良和纯洁的。的确，她在日常生活中富有爱心，养着小仓鼠，有同情心，还经常被人骗钱。从分析性心理治疗的角度说，如果不能解决这类女孩内心深处的灵性需求问题，光靠道德教育和惩罚，收效有限。

总之，电影《撒玛利亚女孩》绝不是淫秽色情片，而是对救赎无望、对男权社会失望的表达。

## 四、同类影片推荐

### 麦田守望的女孩

（一）内容介绍

30 岁的贾斯汀女士是一家廉价超市里的员工。在这里，她日复一日无聊之极地工作着。她一直觉得自己活得很压抑，不管在哪个方面，都觉得每天只是在浪费时间。

贾斯汀的工作本来就很无趣，回到家还要面对丈夫菲尔和他的朋友布巴。菲尔是一名油漆工，每天下班后回到家就开始和布巴沉醉在大麻的虚幻世界里，甚至还因此导致了菲尔的不育，这令贾斯汀很失望，她成为一名母亲的机会被剥夺了。连家里的电视机也"欺负"贾斯汀，就像是古董货一样，总是发出一些恼人的声响⋯⋯

超市里新来的出纳有点与众不同，看着自己喜欢的书。贾斯汀注意这个男孩很久了，她准备找机会了解一下这个不一样的人类。出纳男孩叫荷顿，这是他自己起的名字，来源于《麦田里的守望者》一书中男主之名，男主抗拒社会的压力和世俗的虚伪，他疯狂迷恋同样是那么叛逆的、孤独的、迷茫的主角，而他的父母给了他"汤姆"这个名字，但一点也不关心他，所以荷顿认为那是主人给奴隶取的名字。

初次认识之后，贾斯汀觉得自己找到了可以谈人生、说理想的人。两个人开始一起用餐，下班后，贾斯汀开车顺路送荷顿回家，荷顿邀请贾斯汀到他的房间聊天。

在几次"无话不谈"之后，两个人的友谊变味了。荷顿为了能与贾斯汀在一起，提出了各种不切实际的想法，甚至不惜运用说谎、以死相威胁等下三滥的方法。在这个过程中，贾斯汀一再妥协，也不断地跟丈夫撒谎，还错过探望朋友关妮的病情而遗憾终身。更为可怕的是，两个人的事情被布巴发现了。布巴本来就垂涎于贾斯汀，在布巴看来，只是好朋友菲尔已"捷足先登"了，他也就只好"远观欣赏"，恰好是这一次，布巴利用"偷情秘密"对贾斯汀进行了无止境肉体勒索……这件事却又戏剧性地被荷顿看见了，荷顿无法接受"自己的女人"是这样的，他歇斯底里并不停地用自己的性命来威胁贾斯汀。

贾斯汀快要崩溃了。她的好朋友关妮因为之前吃了路边的野黑莓而得病，贾斯汀自责过，觉得当时为了找荷顿而将关妮一个人放在医院门口，后来要去看她时她却已命归西天。有一天，她载着荷顿外出，偶然间看到了路边有卖黑莓的，她实在是被酗酒、忧郁过度的荷顿纠缠得万般无奈，因此萌生出了让荷顿吃路边不干净的黑莓的想法。荷顿坐在车里边谈着他的理想边开心地吃着黑莓。贾斯汀脑中闪过很多想法，最后她选择阻止荷顿继续吃下去，因为她内心的"善良"不容许自己这么做。

最最糟糕的是，贾斯汀怀孕之后，菲尔却发现自己是个不育症患者，而这时的荷顿偷窃了超市里的钱，并去找贾斯汀想一同逃开这个令人厌恶的地方，贾斯汀有些动摇。最后，贾斯汀冒着大雨来到超市里的办公室，她告诉了经理荷顿的所在地。

（二）精彩看点

正如影片的最后经理对贾斯汀所说："你做得很对，你是个好女孩。"这部《麦田守望的女孩》又称《好女孩》。

就像影片开始时的旁白所说:"小时候觉得这个世界像是一家超大的糖果店,甜甜的糖果随手可得,可谁知后来一转眼就变成了一座监狱,你是那个等待被处决的死囚,只想逃命、尖叫或大哭,但总是摆脱不了束缚。其他的人是否都像屠宰场的牛,乖乖地坐以待毙,还是跟你一样忍气吞声,计划要逃离这个世界而升天?"贾斯汀的生命处于枯萎的状态。

影片中的男人菲尔、布巴是处于社会底层中的渣男;而荷顿是个未"断奶"的"文艺青年",活在幻想之中,与影片《千与千寻》中的大宝类似。对贾斯汀来说,指望菲尔、布巴能理解她的内心,有些异想天开;本以为荷顿是自己灵魂深处的伴侣,却没想到他只是一个寻找"母爱"的"巨婴"。

在贾斯汀的内心深处充满了冲突:命运向你招手但你不理不睬,神秘的信息就在眼前,你却没看到,这将是最后一次机会,要赌一赌吗?还是等老死而后悔终生?面对荷顿的各种膨胀的欲望,贾斯汀无法控制内心的欲望,她迈出了"背叛丈夫"的一步,此后就不断地陷入被"情感勒索"的漩涡。贾斯汀一度想借助黑莓把荷顿毒死,但最后她还是选择了善良。

贾斯汀是个"好女孩"吗?或许这只是贾斯汀内心的自我救赎吧。同时,贾斯汀也为这份救赎付出了惨重的代价。幸运的是,她最后被丈夫接纳和原谅了。不然,她就可能会像《安娜·卡列尼娜》中的女主人公安娜,最终走向自杀。

## 星星之火能够燎原吗?

**一、剧情回眸**

薇安·罗雪是一位年轻漂亮的女士,有一年冬天,她带女儿阿努克跟随着北风光临法国一个因循守旧的小镇。薇安母女俩在当地教堂的对面开了一家巧克力店。巧克力香浓的气味在小镇上空飘荡，吸引了众多的小镇居民，而更加神奇的是，薇安每次做出来的巧克力，都能满足顾客的心理需求，发掘出他们心中隐蔽的渴望。很多人原本封闭、灰暗的生活因巧克力有了新的色彩。

但是，因为小镇的传统思想根深蒂固，大部分居民空有好奇心，却害怕因为踏进这家店而"玷污"了他们的清白。薇安盛情邀请了房东的女儿卡璐琳和她的外孙路克进入小店，但是他们之间的谈话却并不轻松，她的热情遭遇了卡璐琳的冷脸相对。

只有极少部分小镇居民愿意到店里一尝新鲜。受家庭暴力摧残的约瑟芬女士，患上了糖尿病、不受女儿待见的老房东阿曼达女士，在母亲严格控制下的小男孩路克，他们是这个保守的小镇上最先被巧克力所"迷惑"的人。当然，还有一条叫查理的狗，一条14岁（相当于人类98岁）且已经没有任何欲望的狗。

三位女士开始了与传统势力的斗争。例如，约瑟芬受制于传统的男权社会，平常在家里对丈夫的虐待往往是逆来顺受，最终在薇安的劝说下逃离了自己的家。约瑟芬背离了传统，在薇安的店里工作，她不仅逐渐过上了正常的生活，还敢用平底锅把丈夫打晕。

薇安用心对待每一个来店里的人。即使是不速之客——镇长的来临，也没有让她失去礼节，而是端出巧克力请他品尝。当然，薇安对镇长也没有丝毫的恐惧，有理有节地对镇长的各种责难做出回应。更不用说应对不能与外孙相见的阿曼达，即使她脾气大，也不愿意敞开心扉接受帮助，但薇安仍从一杯巧克力开始，取得了阿曼达的信任，融化她心中的冰。还有其他居民，比如暗恋着死去丈夫多年还沉浸在悲伤中的奥德夫人、却又不敢明说的那位遛狗的老绅士，以及与母亲长期冷战的卡璐琳……最后，许多居民竟然无视"抵制不道德告示"，有了上到被视为"低等人"劳克斯的船上开派对的勇气。

在阿曼达过完70岁生日去世之后，薇安一度处于深深的内疚之中，她以为是自己害死了阿曼达。还有，在开派对的那个晚上，有人因为塞吉所放的那把火而丧生，薇安为此感到身心疲惫。或许这时的薇安在一定程度上把自己认同为亨利神父眼中的"撒旦"，她是这样说的："撒旦有多种分身。有时，他是唱庸俗歌曲的歌星；有时，他是写猥亵小说的作家；有时，他静静地潜伏在校园里，问你的孩子可否一起玩游戏；有时，他是甜食的制造者。"

幸运的是，在因受挫而心灰意冷的薇安正收拾东西准备乘着北风离开的时候，包括顽固的保守分子卡璐琳在内的许多人参与了复活节大餐的食物准备，她也选择留下来，进一步融化小镇被严密封锁的一切。

最后，能忍受妻子长期逗留在意大利的镇长雷诺伯爵，却在破坏巧克力店的过程中被溅到嘴唇的巧克力突破防线，他在大口吞食巧克力的同时又笑又哭。在顺利举办巧克力节之后，薇安释放了曾经随身携带的母亲的骨灰，选择了不再跟随北风的召唤，她留了下来。

## 二、剧情解读

这是电影《浓情巧克力》里的故事。

影片中的薇安女士像一位天使，她遵从琪萨族的传统，带着母亲的骨灰盒跟随着北风去世界各地。薇安和小镇显得那么不协调：小镇是保守的，她是自由的；小镇是灰暗的，她是明亮的；小镇循规蹈矩，她却个性张扬；小镇沉浸在斋戒节的禁欲中，她却开起了巧克力店勾引所有人的欲望。从分析性心理学的角度说，薇安代表着"魔法师"原型，她猜得到每个人最喜欢的，给他最合适的，让他觉得一切都很美好；她用小小的巧克力唤醒人们心中封存的欲望和自我。

约瑟芬曾经这样描述小镇当时的状况：听说你不上教堂，你在这里会呆不下去，大家都爱说闲话，你的行为不可以不检点，不然会没完没了。你知道吗？如果你不去告解，如果你不整理花园，如果你把自己的人生看得比侍奉丈夫三餐都重要，如果不为他生孩子，不和他做爱，那么你就不正常。当薇安说"塞吉并不是世界的主宰"时，约瑟芬回答："或许他真的是，他是我的主宰。"不久，在薇安的影响下，约瑟芬从家里逃了出来，并开始有了自己的意愿和主张，成为"女权"的坚决拥护者。

最后，"男权文化"在小镇的最高代表——神父和镇长也被影响了。亨利神父是这样说的："我不确定今天的训词该谈些什么，要来谈上帝超凡的转世奇迹吗？不，我并不想。我并不想谈上帝的神性，倒想谈一谈他的人性，也就是他在人世间的生活、他的仁慈、他的宽容。我觉得我们不该以自己都不知道的事来评断善恶的标准，不应该否定自己、抗拒一切或排斥异己。我们应该要求自己多方了解，学习创造并接纳异己。"

总之，影片中的薇安以自己的努力，不仅救赎了女性，还救赎了男性，让处于灰暗状态之下的男权社会得到了解放。如果从精神分析的角度说，薇安的行为代表着女性力量对男权社会的救赎，尽管微弱，但星星之火可以燎原。当然，薇安也成功地救赎了自己，这正如影片最后的旁白所说：

但狡诈的北风仍不满足，它对薇安谈起未曾造访的小镇，等着她去发现需要她的朋友，还有好多在等着她。

找别人吧，下回吧。

所以北风等得不耐烦，径自走了。

当夏天降临这个小镇时，阵阵温暖的微风从南方吹来。

## 三、延伸与思考

（一）男权社会需要女性力量来平衡

前面几章讲述了女性力量或者说"阴性原理"在男权社会中出现衰弱、摧残、异化，给人一种"救赎无望"的印象。本影片也属于与人类意识进化有关的题材，我们可以在薇安及其女儿身上看到自由、开放、包容等女性力量的复苏。

一百多年前，有一位著名的女性主义理论家吉尔曼曾经从社会主义角度提出过"女高男低"的观点。她认为，性别关系是一种最基本的力量，并将女性特质与人类进步和社会主义联系在一起。她指出，女人是人类历史上最早的狩猎者、思想者、教育者、行政人员和管理者、立法者，她们具有关怀、爱、保护这一类特征，这些品质来源于母性，是从母亲角色培养出来的；而男人就没有这些品性，所以他们必须从女人那里学习这些品性。男人的基本特征是暴力、对立、斗争、相互践踏。一个以男性的自私、竞争和个人主义为其特征的社会，必将被一个以女性的集体主义为其特征的社会所取代。

先抛开"主义"不说，如果从分析性心理学理论和意识进化的历史来说，吉尔曼所提出的这一观点得到了荣格派心理学家，如日本的河合隼雄、德国的埃利希·诺伊曼、意大利的鲁格·肇嘉等人的一致赞同，当然也包括作者本人在内。

的确，我们的世界在享受"父性原理"带来的科技成果的便利的同时，也正在遭受其所带来的副反应。女性运动第一次浪潮最著名的领导人玛丽·沃斯通克拉夫特曾经在《为女权辩护》中激愤地指出："既然女性不是一群寿命短促、微不足道的人，为什么要使她们保持无知的状态而美其名曰天真呢？这样劝告我们，要我们仅仅成为文雅的家畜的人，把我们侮辱得多么厉害啊！例如，他们十分热心而又经常劝告我们：要有迷人的温柔，要用服从来取得支配权。这是多么幼稚的说法。一个堕落到用这种阴险方式取得支配权的人是多么不足取啊。"她认为，自从远古时候起，男人就觉得使用他的实力来征服他的终身伴侣对他有利，并且用捏造的事实来说明她应该甘受压迫，因为整个宇宙都是为了他的便利和享乐而创造的。

影片中的薇安帮助了其他人，而在她需要帮助的时候，她自己曾经的善举也反过来救赎了她。许多时候,救赎都是双向的,你救了别人,也就救了自己。薇安开始有了自己的爱情,也让自己和女儿漂泊的生活最终有了结束的理由……或许这就是传统东方智慧中"阴阳平衡"的意义所在,现在的男权社会也急需"阴性原理"来平衡。

(二)女性对中国男权社会的救赎故事

与影片中的薇安类似,中国传说中也不乏女性对男权社会的救赎故事,下面先看一个"瑶姬的故事"。

> 瑶姬是一个美貌无比的花季少女,性情天真无邪,对爱情也充满了憧憬。传说,她几次在梦中看到英俊的公子骑着马来接她。但是,不幸的是,还没有到出嫁的年龄,瑶姬就得了一种奇怪的病,连她的父亲炎帝这个医药之神都医治不了,最终夭亡了。
>
> 瑶姬的精魂,去了姑媱山,变成了一棵瑶草。传说,瑶草的叶子长起来重重叠叠的,非常茂盛,开黄色的花,结的果子像菟丝子一样。如果有女孩子吃了这种瑶草的果子,就会变得明艳美丽,惹人喜爱。
>
> 黄帝哀怜瑶姬小小年纪就死了,封她到巫山做了巫山的云雨之神。瑶姬在巫山,早晨化作一片美丽的朝云,自由自在地游行在山岭和峡谷之间;到了黄昏,她又变成一阵阵潇潇的暮雨,向着这里的山和水倾泻她的哀怨。战国末年,楚怀王来巫山游玩,住在一个叫作"高唐"的台馆里,这个热情而浪漫的神女就跑到高唐,进入正在午睡的楚怀王的梦中,向楚怀王倾诉她的爱慕之情。楚怀王醒来之后,回想起梦里的情境,既奇怪又惆怅,就在高唐附近给她建了一座神庙,因为神女在梦中对楚怀王说起自己"旦为朝云,暮为行雨",所以庙的名字就叫"朝云"。
>
> 后来楚襄王和诗人宋玉又到高唐游玩,宋玉说起楚怀王和神女的事迹让楚襄王非常羡慕。当天晚上,宋玉也梦见了神女,神女在梦中委婉

地把宋玉规劝了一番，高雅的谈吐像兰草一样芬芳。后来楚襄王就让宋玉为两次入梦的瑶姬作了两篇赋，一篇叫作《高唐赋》，另一篇叫作《神女赋》。在《神女赋》中，宋玉说到瑶姬的美貌"上古既无，世所未见"。

瑶姬还经常化身成各种模样在人间游走。她深切地关爱着人间的百姓，到处为人们排忧解难，救死扶伤。有一年，巴蜀遇到了历史上罕见的洪水。大禹开始受命治水。他一路凿山通河，来到巫山脚下，准备修渠泄洪，没想到触怒了一只在巫山上修炼了多年的蛤蟆精。这只蛤蟆精就用法术阻挠大禹开山，一时之间，忽然刮起了大风，吹得山摇地动，木石横飞，大禹措手不及，被打得人仰马翻，只能停止施工。后来，大禹决定去向巫山神女瑶姬求助。

瑶姬哀怜那些背井离乡、倾家荡产的灾民们，就传授给大禹招神策鬼的法术，并赠给他一本能够防风治水的天书，帮助他制服了蛤蟆精，止住了飓风。之后，瑶姬又派遣她的属神去帮助大禹治水。不久，巫峡就被凿通了，洪水经过巫峡从巴蜀境内流出，涌入大江。饱受洪灾之苦的巴蜀人民终于获救了！

与故事中的瑶姬类似，中国神话传说中的女娲、西王母都可以说就是中国社会历史中的大母神，她们时而化身为帝王之妻匡扶社稷，例如舜的妻子娥皇和女英、汉朝的和亲公主，时而化身为普通民女发出呐喊，例如哭倒长城的孟姜女，甚至还有化身为女鬼来救赎男人的，例如《聊斋志异》中的辛十四娘。难怪心理学家朱建军教授曾经说道："随着整个中国社会从秦一统天下后越来越庸俗化，男人也越来越世俗，而真正能起到救赎作用的，也的确应该是女人……女性，是男性的救赎。"

遗憾的是，自孔子提出"唯女子和小人难养"的观点之后，我们"男权社会"中的卫道士们一直把女性当成君子的反面。如果从心理防御机制的角度说，这些男人使用了"酸葡萄"或者说"亵渎神圣"的办法。在他们内心深处的潜意识之中有一种声音：我们不够好，缺乏男子气，缺乏神圣感，我们不配那些美好的异性……这可如何是好呢？有一个办法，那就是"吃不到葡萄就说葡萄酸"：在意识中告诉自己说，女性并不美好，更谈不上神圣。典型的代表人物是《白蛇传》中的许仙。

## 四、同类影片推荐

### 一个母亲的复仇

（一）内容介绍

戴维琪是艾丽娅的后妈，她视艾丽娅为自己的亲生女儿一般，但艾丽娅并不接受这份爱，还用女士来称呼戴维琪。

有一次，艾丽娅在派对活动中因拒绝一名男同学的示爱而被这名同学和他的三个伙伴所记恨。后来，他们趁机绑架了艾丽娅，并将她拖到车上实施了暴行。

当戴维琪得知艾丽娅遭人轮奸后，她悲伤地捂住自己的小腹，仿佛她在感同身受这种痛苦。紧接着，在医生一步一步告知她艾丽娅的情况之后，戴维琪先是惊讶，接着是悲伤，在悲伤来不及缓解之际，她开始失声痛哭，变得绝望、无助，当时不知道自己该做些什么，最后她打电话呼叫丈夫回来。

但是，随着法庭上伪"罗生门"的出现，因为每个人口供不一且证据不足，四个强奸犯被无罪释放了。在法庭无法伸张正义之时，戴维琪的丈夫因为愤怒而当庭殴打了强奸犯，结果他因"藐视法庭"而被拘捕。此后，强奸犯逍遥法外，更是若无其事地继续上学，而遭受侵害的艾丽娅却正在家中忍受着精神创伤。

在伸冤无门的情况下，戴维琪最终选择自己亲手向四个人挨个儿复仇。戴维琪雇佣了私家侦探，靠一己之力惩治了四位罪犯。

## (二)精彩看点

该影片改编自震惊印度的"德里黑公交案"。2012年12月,就读于印度德里大学医学系的23岁女大学生乔蒂·辛格·潘迪在与男友看完电影回家时,上了一辆不在当班的公交车。车上的7名男子将其男友围殴后关押在驾驶室里,并将她拉到车厢里实施轮奸。当施暴完之后,他们在一个偏僻地段将潘迪和男友的衣服剥光并扔下汽车,然后逃离。潘迪最终因身体器官全面衰竭而死亡。该轮奸案震惊印度全国,并引发了国内各界的强烈反抗。

不可否认,影片中的戴维琪在复仇的过程中涉及蓄意伤人、杀人未遂、栽赃陷害等违法行为,部分观众可能会问:如何理解影片中戴维琪的一系列复仇行为呢?影片的价值观是否存在问题呢?对此,存在主义心理治疗师不愿意站在道德的制高点上批判这位母亲,而是思考如下的问题:如果说正义得不到伸张是"错误的",而通过复仇去伸张正义是"不对的",那么在"错误的"和"不对的"之间,我们究竟该选择怎么办呢?借用影片中私家侦探的话来回答,那就是:"神不是无所不在的,所以他创造了母亲。"

这位复仇的母亲曾经说道:"我教了我的女儿二十年,让她知道怎么保护自己,而你却一秒都没有教过你的儿子,让他不要去伤害别人。"从精神分析的层面说,在野蛮的男权社会中,女性只能用"以牙还牙"的方式来维护自己的利益和安全。在某种程度上可以说,戴维琪就是男权社会中现实版的"大母神",代表着女性力量的复苏。

与这部影片的内容相对照,许多传统中国社会中的母亲貌似不是使用自己的力量来对抗男性和外人,而是代替"父权制社会"控制子女。林语堂先生是这样表述的:"西洋人虽然总是批判中国女性饱受压迫,但这是他们不了解中国人的生活而做出的错误判断。在中国的家庭内部,女性是一家之主,实际上女性所受的压迫不是来自男性,而是来自女性,尤其是婆婆。"

刘思谦在《娜拉言说》中曾经对中国传统的母亲/婆婆作出了如下的评

价:"她的母亲和婆婆虽然同为女性,在社会权力结构中却充当了父权命令的代表人、执行者。她们是受虐者兼施虐者,或者说是由多年的受虐者而熬成了施虐者。从她们所代表的权力和在社会权力结构中所处的地位而言,她们对女儿、媳妇已不是女性对女性的压迫,而是以女性之身扮演着既定的'父亲形象',是站在父权位置上对'他性'的压迫。"

孟悦、戴锦华在《浮出历史地表》中更是一针见血地提出:"历史只是父亲的历史,而不是母亲的历史,封建家长式的'母亲'并非母亲,而只是父权意志的化身,若是抽出父亲意志的内涵,'母亲'只是个空洞的能指。"

如何让女性力量回归本位呢?星星之火能够燎原吗?答案尽在下文第二辑和第三辑中。

## 第二辑
## 女孩的成长

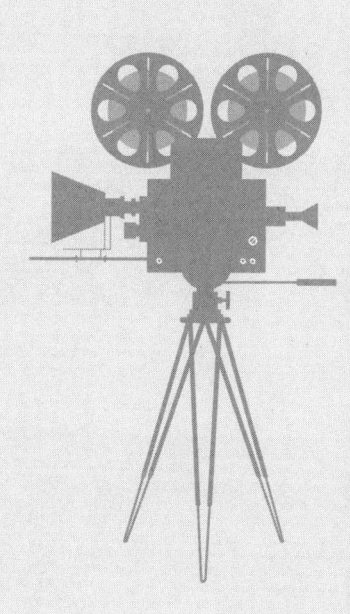

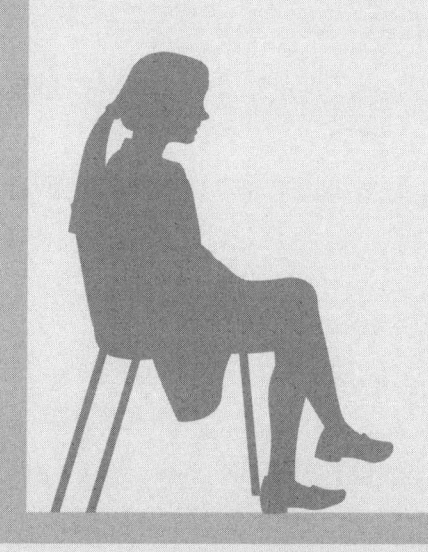

在培养孩子时，父母过于想要培养出"好孩子"，结果孩子成了缩小版的大人。

——河合隼雄

在传统的"男权社会"中，女孩的成长要比男孩艰难许多。林语堂先生曾经这样描述中国传统的青春期女孩："她不再玩玩具，开始做更多的家务，更轻声细语，走姿更娇巧，坐姿更端庄……最重要的是，她学会以娴静取代活泼。童稚的乐趣和蠢事都离她而去；她不再大笑，只能微笑……她开始学刺绣……忙于家事并藏起自己神圣不可侵犯的情感……她为自己营造若即若离的神秘魅力……就这样，她准备好迎接人妻和人母的责任。"在现代，女孩们虽然已经摆脱了"身体上小脚"的束缚，但是她们"心灵上的小脚"在心理治疗室中依然屡见不鲜。

如何使女孩能够摆脱"男权社会"的种种束缚，松开其心灵缠布，做个寻找灵魂的现代女人，这依然是社会急需解决的课题。本辑通过对12部电影的解读，结合深度心理学理论和临床心理治疗的经验，对女孩成长过程中经常遇到的主题，如冒险问题、处理与母亲的关系问题、解决"存在性困境"问题等进行深入的剖析，为女性力量的恢复指出方向。

## 如何在陌生世界中活下去

**一、剧情回眸**

10岁小女孩千寻跟随父母从都市搬到了乡村。在搬家途中，她坐在汽车的后座，无精打采，沉浸在离别的小愁绪里，父母说的话要重复好几遍她才能听见,看到新学校就吐舌头以示不爽。面对未知的冒险,她总是嘟囔着"不行""我不要",遇事习惯性地躲在父母身后。

千寻非常恐惧,拽着母亲的衣角穿过隧道,进入另一个世界。这里因为没有人气,安静得诡异,但是有许多美食。千寻的父母因为贪吃,还没付钱就毫不犹豫地坐到了美食前面开始放肆地吃。千寻对这里的氛围感到害怕,怎么都不肯与父母一起吃这里的食物,并尝试着劝父母不要吃,但是没有成功。后来,真的发生了意外,千寻的父母变成了猪。

在少年白龙的帮助下,千寻小心翼翼地进入汤婆婆开的店。为了能生存下去以及争取救下父母的机会,她忍受着汤婆婆的谩骂和侮辱,并被剥夺了名字,改名为"千"。

有一天,在千寻工作的时候,店里来了一位浑身散发着恶臭的客人。大家都十分不待见这个客人,就把千寻推出去接待他。千寻依旧单纯,认真地把客人清洗干净,这时升起了一道白雾。原来这个客人是附近的河神,只是被污染得太严重,所以才像腐烂神。河神送给千寻一颗药丸,说这是能够救下她父母的药。

无脸男是一个极不受待见的家伙,像个幽灵,显得异常孤独,他经常用金子从别人那里换取短暂的快乐。有一次,无脸男想把金子送给千寻,而千寻不仅没收,反而问无脸男:"你的家在哪里?""为什么不回家?"这些问话触动了无脸男内心深处的痛苦,他变得很疯狂,一口气吞下了三个人。在众人开始极度恐慌时,千寻拿出先前河神给她的药丸,递给无脸男吃下,无脸男这才恢复了原状。

千寻发现白龙受伤了。原来白龙偷走了汤婆婆双胞胎姐姐钱婆婆的印章,中了钱婆婆下的诅咒。千寻想要去找钱婆婆,帮助白龙破除诅咒。于是,她冒着可能有去无回的风险接下了锅炉爷爷给她的车票,踏上了去找钱婆婆的路。在海底列车上,千寻与无脸男、被汤婆婆溺爱坏了的小男孩——大宝一起孤独地坐着。

在送无脸男回家、救下白龙之后，千寻也成功地救下了父母。在白龙的指引下，千寻原路返回，一直往前走，在隧道口遇见了父母，她愉快地牵着妈妈的手，再次踏上了搬家的旅途。

**二、剧情解读**

这是电影《千与千寻》里的故事。

影片中的千寻开始时看起来毫不起眼，甚至惹人生厌，好像是个被父母溺爱坏了的小女孩。然而，在被迫进入陌生世界并完全失去了依靠之后，千寻尽管很痛苦，但开始了独自一人踉跄前行之旅。

在那里，没有人会因为她是一个10岁的小女孩就给她特别优待，白龙是这样说的："要想在这里生存下去，只有（工作）这一条路，千万不能说想要回家，不想工作，你一定要说再辛苦也愿意等工作的机会。"于是，千寻卑微地向锅炉爷爷求份工作，在油屋拼尽力气地干活，在汤婆婆拒绝签约时也毫不退让……原来怯生生的千寻，也有努力而勇敢的一面。

而她超凡的魅力，则是通过"纯洁善良"展现出来的。她在油屋里显得格格不入，不只是因为妖魔鬼怪与人类的对峙，更是因为，她是作为成人世界"贪欲""冷漠""狡诈""杀戮"的反面存在的。面对空无一人的美食街，父母用"先吃后付账"的借口暴露了纵欲后的丑态，而她用心里的道德感抵挡住了诱惑。孤独的代表无脸男在这个忙着赚钱的世界里只是个透明的存在，只有千寻会问他："你站在雨里，不怕淋湿吗？"腐烂恶臭的河神连汤婆婆都应付不了，而千寻却凭借着认真的工作态度赢得了河神的赏赐。汤婆婆和钱婆婆为了争夺魔女印章相互攻击，本性善良的白龙成了这场权力之争的牺牲品，而心思澄净的千寻，用一个诚意的道歉便化干戈为玉帛。借用电影片尾曲的歌词来说，千寻的经历告诉我们：我们无须再去追求那大海的彼岸，因为光明就在我们的心底。

在这个显得有些天真和单纯的少女在陌生世界冒险的故事里，影片的制作人宫崎骏只想要告诉那些像千寻一样普通的女孩们去相信：千寻可以做到，你也可以做到。他是这样说的：

我们生活在一个"娱乐"泛滥的社会。成年人追求的是不断地娱乐，以填补心灵的空虚。这同时反映在孩童身上。过多的娱乐，使他们的知觉淡化了，天赋的创造力减退了。我们的电影创作，就是要刺激那麻木了的知觉，唤醒那沉睡了的创造力。在现实生活中，我们总不能为了激发孩子的本能，而要他们独自面对各种困难。我相信，一部用心制作的电影，将是孩子借鉴的好对象。就是这个信念，促使我制作了这部电影。

我刻意将千寻塑造成一个平凡的人物，一个毫不起眼的典型的10岁日本女孩。我要让每个10岁的女孩，都能从千寻那看到自己。她不是一个漂亮的可人儿，也没有特别吸引人之处，她那怯懦的性格，无精打采的神态，更是惹人生厌。我要给大家这样的感觉：一见之下不过尔尔，发展下去觉得"还是有些可爱"，最终经历千山万水走到她身边，才惊呼"啊，原来她有这样的魅力"——大吃一惊而记忆深刻。

## 三、延伸与思考

在临床心理治疗工作中，作者会给大部分心理障碍者布置观看电影《千与千寻》作为家庭作业。这部电影就像莎士比亚的《哈姆雷特》一样，折射出的是对整个人生和社会的反思，很好地反映了一个人的心灵成长过程，或者说是潜意识之旅。

影片告诫我们：不仅要成为社会里有用的一员，同时还不要迷失了自己！这恰恰是心理咨询过程中核心的主题，具有普遍适应性，而且这部电影很好地反映了我们台州医院精神卫生科"禅疗"的精髓。作者认为，不管你是年老还是年少，也不管你是女性还是男性，都可以在这部电影里读出另一个自己或自己的另一面。下面结合心理卫生工作中"禅疗"的经验谈几个问题。

（一）工作在疗愈中的意义

影片中的千寻独自去面对汤婆婆并要求工作，这是千寻独自面对未知环境的开始，她这是在学做人、学做事，其内心充满了对于未知世界的好奇、不安、担心和恐惧。"独自面对汤婆婆"，尽管她内心充满了强烈的恐惧，但这是真正意义上的成长。

心理障碍的核心症状焦虑和恐惧就有如这"汤婆婆"，尽管令人恐怖，但你得去直面。正如一位禅师所提出的："就像遇见一条毒蛇，你马上逃跑以逃避，蛇可能也会马上攻击你；而你去攻击这条蛇，蛇也会反击你。但当你能够坦然地看着它保持中立而不行动，蛇到时候就自然会游走。"对待强迫念头和负性思维也是如此，逃避或战斗是没有作用的，只会让痛苦更加顽固。

汤婆婆所说的："……又瘦又小，能做什么呀？""你看起来又笨又爱撒娇，又爱哭，你根本一无是处。"这是许多焦虑、失眠、神经衰弱等心理障碍者未得到有效治疗前的认知水平，他们以自己"太虚""身体不好""心理状态不好"等症为理由而不去工作。千寻一再坚持自己的想法——强烈要求工作，这就像心理医生对许多心理障碍者的要求：你必须去做点什么。换句话说就是："忍受痛苦，为所当为。"百丈禅师就是如此要求自己的，提出了"一日不作，一日不食"。

的确，工作具有治疗的作用。有医学知识的人都知道，安逸久了就会体能下降，耐受挫折能力降低。每年都有很多不想上学的孩子来心理科接受咨询，他们一到学校就会出现头痛、腹痛、失眠等症状，在家休息时基本上没有症状。就这样，他们不断缺课，在家玩电脑、看电视、打游戏……并且因身体不好而得到了父母的特别照顾。有部分父母接受让孩子去劳作的建议：开始对孩子的症状不闻不问，也不逼着其上学，当然也不许在家闲着，而是要求他跟着父母天天到田里干活。结果是不到两周的时间，孩子不仅不抱怨身体不适了，还主动要求恢复学业。从此，开始珍惜学校的生活，与同学也能融洽相处。

作者在临床工作中，会给大部分心理障碍者布置运动或劳动的任务，并告诉他们：信佛教的人念佛经，信基督教的人读圣经，无聊的人念烦恼经；只要像健康人一样生活，你就能健康起来；不要总把自己当成病人，什么事也不做；不要认为得先消除症状、改善情绪，然后再恢复到健康的生活，这样做将永远不可能有健康的生活；对情绪不要去过多理会，要像健康人一样去行动，这样，不好的情绪也就自然而然地变成健康的情绪了。

（二）清理心理垃圾就像洗澡

影片中的千寻被安排在大浴室，从事着艰难的、肮脏的工作。

当"腐烂神"到来的时候，污水横流、臭气熏天，所有人都表现得无法接受，浴池变成了一个泥潭。千寻尽管也感到难以接受，但并没有逃避，而是用接纳的态度对待"腐烂神"，她还帮他拔刺，而且是一根很深的刺。

这里的"腐烂神"就像未经过有效治疗的心理障碍者，在他内心充满了废弃的各种东西（脚踏车、雨伞、拖布、马桶等），他用"压抑"和"忽略"等方法，如同一个塞子堵住这些充斥在体内的东西，因此身体变得那么脏、臭。

而小玲与千寻帮"腐烂神"洗澡的过程就是在做一次清理，就像是心理治疗的过程一样：心理医生帮助心理障碍者清理内心的各种负性情绪、负性思维和心理冲突，当这些内心的消极感受被处理后，他们的感觉就会改变。

与"腐烂神"相处，是千寻真正工作的开始，也让她体验到了辛勤劳动的回报——药丸、金子，让她体验到了自己劳动的价值和生命的意义。从心理治疗的角度说，这一过程还有些类似于暴露或脱敏疗法。对于困境和麻烦，只有经历了、直面了，你才有可能摆脱恐惧或厌恶之感。

影片中"给腐烂神洗澡"这一段，还折射出了人们"趋乐避苦"和贪婪的劣根性。他们为了避开"腐烂神"而把工作推给了小玲和千寻，当他们看到物质财富时，又马上露出了贪婪的眼神。

（三）直接面对和查证是克服恐惧的好方法

影片中的千寻经过了一定的生活历练之后，开始具有了共情的能力，对白龙的受伤，表现出着急和不知所措。然而，由于她自己还未获得足够的成长，能量还不够强大，所以千寻在面对受伤的白龙和纸鸟时还会表现出恐惧。

焦虑、强迫、疑病等心理障碍者也是如此，当他们不敢面对的时候，即使是一些很平常的东西也会让他们害怕。比如，有害怕生病者，他觉得周围的一切都是脏的，他吃饭不敢与家人同坐一桌，连菜都不敢放在案板上切，而是自己戴着手套在空中切。此外，大部分心理障碍者的忧虑，基本上没有事实根据，是自己头脑中自动产生的"假警报"而已。但他们由于"无明"，所以越想越不安，最后恨不得把自己装进"保险箱"，长期住在医院里。

诸如此类的忧虑，怎样才能消除？比较有效的方法就跟影片中的千寻一样去直接面对和查证。当我们直接去面对的时候，我们才能看见真相，就像那些白鸟，其实只是一般的白纸。

（四）疯狂行为的背后是一种"存在性"困境

影片中的无脸男用金子换来别人的关注，他吞食了许多食物，甚至吞食人，他的胃口填不满，已经摄取了大量的食物，还是感觉饿。这就有些类似于心理障碍中的贪食症，是情感上缺失带来的"饿"，当我们不知道自己真正要什么的时候，我们就什么都要，什么都抓。

其他心理障碍所表现出的"负性情绪""冲动行为"也与无脸男的行为类似，显示出巨大的伤害性能量。例如，有一个小学二年级的孩子，因为口算做得不好，就说"哎呀，我要死了，要死了，我不会，我不会"，有时候还会躺到地上。他在谈到无脸男的时候，觉得"无脸男好恐怖哦"，当他妈妈说"那你遇到困难时也很恐怖",这个男孩子马上说"其实我也就是想快点做好,得到爸爸妈妈的表扬,可是我真的一下子想不起来要怎么办,所以就发脾气"。

然而,这还只是问题的表面现象,这种疯狂行为的背后另有原因,是一种"存在性"困境,对无脸男来说,是内在孤独以及缺爱的原因。

由于无脸男习惯了用物质手段来暂时缓解自己的孤独,所以面对千寻的"拒绝",他无法理解那一刻千寻的心思为什么都用在救白龙上,因此,当千寻拒绝他施舍的金子时,他愤怒了,就像魔鬼附体一样,完全丧失理智。

对于这种"负性能量",我们采用压制的办法,希望用"正的"一面压制"负的"一面是不靠谱的,即使有效也是暂时的,从长远来看,可能还是"饮鸩止渴"。所以,汤婆婆跟无脸男战斗时被他吞进肚子里。当然,投其所好也是有害的,那些用美食供着无脸男的人不也被他吞进肚子里了。

妥当的办法是运用正念、运用爱,用禅学的语言说就是运用"慈心""真诚心"去化解。千寻用河神给她的药丸让无脸男服用,即是给予其真正的关心、爱,而不是像其他人那样对无脸男是有条件的关注。因此,只有千寻能使无脸男吐出很多污秽的东西。

这与心理治疗的过程类似,心理医生不会投其所好和隔靴搔痒,他往往在共情之外,揪住心理障碍者内在的焦点问题以釜底抽薪。

(五)直面孤独是成长的必修课

该影片留在作者脑海中印象最深的是千寻在海底坐电车的镜头。

千寻冒着可能回不来的危险,踏上了那趟通往遥远、陌生国度的列车,穿过荒凉、黑暗的车站。与影片刚开始时相对照,一个胆怯、惊慌的小女孩,为了友谊和爱,带着曾经由只会哭、闹、玩的大宝所变的小老鼠以及孤独的无脸男,坐上空荡荡的电车,显得是那么的诗意,又是那么的荒凉;那么的真诚,又是那么的落寞。

这个片段在心理分析中象征着千寻的潜意识之旅，对未知世界的探索。惯于被溺爱的大宝变成小老鼠，意思是千寻接纳了自己自卑的那一面，或者说是带着弱小的自己在成长。无脸男安静地跟着千寻，意指千寻学会了与自己的孤独相处，不像影片的开始失去父母时，她显得那么恐惧，说明千寻已经学会安放自己的负性能量了。

这种处理孤独之道的方法，值得我们学习。曾经有人问："寂寞无依时该怎么办？"南台禅师说："就让他寂寞无依。"是的，从存在主义哲学与心理学角度看，孤独是"人"所共有的，只能去超越，但无法逃避。故南台禅师说"就让他寂寞无依"。他还因此作了一首有名的偈子："南台静坐一炉香，终日凝然万虑亡；不是息心除妄想，只因无事可思量。"

许多人为了摆脱孤独，就往热闹人多的地方跑，但又可能因无法融入其中而加深寂寞无依的痛苦感觉。从深层次心理过程看，吸毒、赌博、上网、嗜酒、泡吧、强迫性冲动都可能与潜意识中恐惧和逃避孤独感有关。

釜底抽薪之计是改变认知：不再痛苦地排斥它，而要去体验它，甚至欢喜地接纳它。孤独有什么不好？就让它孤独；睡不着有什么关系？就让它睡不着。一旦你接纳了它，它就不再是困扰你的问题，你也就超越了它。我们把这种体验称为"存在正念"（与存在主义心理治疗的术语"在场"或"临在"类似）：释放掉各种意识，比如自己的身体、思维、情绪、健康、疾病、欲望、恐惧等，只是专注于自己的存在感以及"我存在"的状态。

日本精神医学界曾创立出一种特殊的痛苦治疗法：开始时，病人要单独躺在一间病室的床上，"整天面对他的苦难"；院方要求病人用日记写下他的想法，然后由医师在后面写评语。有一位病人在日记里写道："我无法相信我的情况已经改善。"医师的评语是："如果你无法确定，那么请你继续受苦，不要想摆脱这些苦难。"这种特殊的治疗方法就是"体验孤独"的过程。

（六）实现外在"我"与内在"我"的统一

影片中的白龙与汤婆婆签订了魔鬼协定，为了跟汤婆婆学习魔法，一开始他就放弃了自己的名字，理想和欲望模糊了界限，他帮汤婆婆干了不少坏事。尽管他学了不少本事，但当魔女的徒弟不会有好下场。类似地，心理治疗需要一个过程，通过走捷径的方式不会获得真正意义上的成长。因此，自从白龙偷了钱婆婆的印章之后，他吃了不少苦头，甚至还差点送了命。

当然，世上没有人是彻底的坏，也不可能有人是彻底的好，人都是具有很多亚人格的，用禅学的话说，白龙由于内在的"佛性"没有丧失，所以他对千寻自始至终表现出了人性中的善，到最后也重新拾回了自己的名字，学会控制自己的欲望，找回了真我。影片中的千寻也是如此，"睡了一觉差点儿忘了，还以为自己叫小千"。"名字一旦被夺走，就再也找不到回家的路了"。

这种状态有些类似于歌德笔下的浮士德，他曾经痛苦地说道："每天早晨醒来，我总是惶惶不可终日，几乎泪流满面，眼见这一天悠悠忽忽，又将一事无成，连每种兴致的预期都会为任性的追求所消磨，活跃在内心的想法倒为千百种人生蠢态所耽搁。黑夜降临，还必须惴惴不安地躺在床榻上；那时也不会给我带来什么安宁，倒是一些狂乱的噩梦使我胆战心惊。"但最后，浮士德在鼓起了勇气、从个人的小天地中走出来、到了广阔的大天地之中去努力拼搏之后，他终于明白了"要每天去开拓生活，然后才能够有自由和精神的享受"！歌德是这样评价的："浮士德身上有一种活力，使他日益高尚和纯洁化，到了临死，他就获得了上界永恒之爱的拯救。"

在千寻和白龙身上不就弥漫着这种活力吗？此外，只会哭闹的大宝也学会了干活，孤独的无脸男也找到了自己的安身之所，大家都获得了成长，实现了外在"我"与内在"我"的统一。

（七）观影心得摘录

有一位刚开始做心理治疗的心理障碍者，她以失眠、焦虑、依赖、怕死、怕生病为主要症状，就诊时不断地说："医生，我就靠你了，请你多帮助我，能给我留个电话吗？以便能及时向你咨询。"医生给她布置了看电影《千与千寻》当家庭作业，她看完后与医生探讨时说道："千寻的父母太无责任心了。""这个无脸男真是太恶心了。""这个白龙真是自作自受。""千寻胆子大、真勇敢、一点都不害怕。"经过一段时间的治疗之后，她又看了一遍这部电影之后，在日记中写道："医生，你就是里面的白龙，我是里面的千寻，你只能起到引导和帮助的作用，但没办法替代我，我必须通过自己的努力才行。"

一位有强迫症的病人，他平时做事认真、刻板，医生让他观看电影《千与千寻》，他不敢看，在日记中写道："下午3点，我开始看包医生嘱咐我一定要看的日本动画电影《千与千寻》。这个片子我已经在办公室看过一小部分。以前我从来没有看过这类片子，觉得有些恐怖，就没有再看。昨天，包医生检查，问我看了吗，所以我这两天必须要看完。下午，我打开小平板电脑看这部影片。应该说，我还是不喜欢这种调子的影片，越看心越慌了，而且，我又觉得累了，所以看了一半就放下平板电脑去做观呼吸……"在经过一段时间的"禅疗"之后，他把《千与千寻》看了两遍，并在日记中写道："只要你允许头脑中不想要的念头存在，既不想消灭它，也不去逃避它，只是像电影中的小女孩千寻对待无脸男那样对待头脑中的念头，那么，要不了多久，你就会与这些念头和平相处。"

有一位女士在失恋后来做心理咨询，刚就诊时，她不断地跟医生说："医生，我以前很开朗，你能让我回到以前快乐的状态吗？"经过一段时间咨询之后，医生让她观看电影《千与千寻》，她看完写了如下的观后感："唯一的办法是尊重现实，承认快乐和痛苦是一体两面的，然后专注于对自己有意义的事。就像电影中的千寻，在父母变成猪之后，她不会有快乐，也追求不到快乐，她唯一能做的就是带着恐惧去做事，去拯救父母。我也要这样生活一回。"

总之，对于大部分心理障碍者来说，《千与千寻》是一部非常具有疗愈价值的电影，值得一看。

## 四、同类影片推荐

### 冰雪奇缘

（一）内容介绍

艾尔莎是阿伦黛尔王国的长公主，她有个妹妹叫安娜。与安娜不同的是，艾尔莎一出生就拥有制造冰雪的魔法，并且这种魔法会随着年龄的增长而不断地增强。

有一天，艾尔莎在和安娜玩耍中不慎用魔法误伤了安娜，她意识到自己的魔法可能会给他人和世界带来危险，必须要得到有效的控制。于是，艾尔莎将自己关在一个小房间里，连父母和妹妹也经常是避而不见。

两位公主渐渐地长大了，艾尔莎也迎来了女王加冕典礼。加冕典礼的那一天，阿伦黛尔长期封闭的城门将会开启，各国的王公贵族和百姓们将有机会进入城中欢度节日。安娜在这一日中偶遇温柔帅气的来自南部群岛的汉斯王子，她和汉斯王子一见钟情，并相互许下了婚约。艾尔莎加冕过后，安娜和汉斯前来找艾尔莎为两人赐婚。艾尔莎得知安娜将要和一个刚认识的男子结婚时非常生气，不慎暴露出自己能制造冰雪的魔法，这可把阿伦黛尔的人们都吓坏了。艾尔莎因为对自己的魔法感到恐惧，逃离了阿伦黛尔，想找一个地方独处。在她强大的魔法下，阿伦黛尔变成了一个终年处在天寒地冻里的雪城。为了使阿伦黛尔恢复原状，安娜留下汉斯王子接替她管理阿伦黛尔，她孤身一人前去寻找姐姐。

安娜来到一座交易站购买靴子和衣服，偶遇以采冰为业的男子克里斯托夫。安娜要求克里斯托夫带她前往北山寻找姐姐。一路上，他们遇到了雪人奥洛夫，奥洛夫答应带领两人前往艾尔莎的冰雪城堡。然而，艾尔莎却残忍地将两人赶了出来。安娜被艾尔莎误伤，她的全身正在一点点地冰冻。树精们告诉安娜和克里斯托夫，只有得到一个真爱的吻才能解除冰冻。克里斯托夫认为汉斯王子是安娜的真爱，于是决定带着安娜返回阿伦黛尔，向汉斯王子寻求帮助。

而这时的汉斯正带领随从们私自前往艾尔莎居住的城堡，将艾尔莎打晕并把她带回了阿伦黛尔。克里斯托夫将安娜带到汉斯的身边，安娜向汉斯寻求一个吻，但汉斯却残忍地拒绝了。汉斯暴露出他温柔外表下的阴暗心理——他有12个哥哥阻挡他得到自己王国的最高权力，因此他欲谋害艾尔莎和安娜，以便篡夺阿伦黛尔的最高权力。安娜因为自己看错了人而非常难过。

当汉斯正挥着宝剑要杀害艾尔莎时，安娜转身挡在了艾尔莎前面，最终身体冻成了冰。艾尔莎对妹妹的这个举动伤心不已，她抱着安娜的身体流下了眼泪。后来，安娜的身体被真爱的力量感化了，恢复原状。艾尔莎意识到自己不应该封闭自己，而应该敞开心扉去面对生活。她将阿伦黛尔的冰雪全部消融，将城门天天大开，与臣民们一同享受美好的生活。

（二）精彩看点

与影片《千与千寻》类似，《冰雪奇缘》也是讲述女孩如何克服内心恐惧的故事。

艾尔莎起初因拥有不可告人的魔法的秘密而选择逃避他人、逃避世界，出于内心的恐惧，她拒绝与他人交往，将自己的生活圈拘束在一个狭小的空间里。艾尔莎的内心其实是善良的，但她对眼前的人和事感到陌生和恐惧，害怕自己的魔法无法被他人理解，直到妹妹安娜牺牲自己而保护她的行为出现在她眼前时，她才受到浓浓姐妹情的感化，冰封的内心最终为真情所温暖。

影片《千与千寻》中的千寻出于对父母的爱、对无脸男的爱，才忍受着痛苦和孤独，冒着消失在陌生世界的危险，最后救出父母并把无脸男送回家。影片中的安娜出于对姐姐的爱才替她挡住了剑，而艾尔莎出于对妹妹和世界的爱才流出了眼泪。

艾尔莎最初只想自己居住在冰雪城堡中，当这座寂寞城堡的女王。最后她已不再受魔力的束缚，也不再受恐惧的困扰，她知道了如何正确地使用魔法，懂得了敞开心扉，包容世间万物。人不可能做到十全十美，每个人身上或多或少都带有一些"见不得人"的缺陷。如果因为这些缺陷而感到自卑、害怕与人相处，那么，封闭在小空间里的自己会逐渐变得孤单与厌世，而缺陷本身却依旧存在。另外，正如影片中艾尔莎的魔法一样，任何事物都具有两面性，它可以表现出好的一面，也可以表现出坏的一面，重点在于我们如何使用它。我们不必因缺点而感到失落，因为在某些情况下，那些看似是缺点的东西反而会帮助我们。

从分析性心理学的角度说，艾尔莎身上的魔法象征着"捣蛋鬼"的原型，用荣格的话说，这是艾尔莎的"阿尼姆斯"，是需要去整合的。如若以为可以完全驱除恶而成就善，善反倒会成为恶。同样地，若以为恶可以通过对决而消融，也是一种危险的天真。艾尔莎的经历不就是如此吗？她因女性意识过度单一化发展而变得天真，以为独自躲起来就没事了，结果差点葬送了王国。还有，影片中的阿伦黛尔王国显得有些"阴盛阳衰"。如果不去适当培育和发展阳性能量，就会出现东方智慧中的"孤阴不长"并被以汉斯为代表的男权暗算的局面。村上春树的经典名言——"那赋予阴影的，也赋予了深度"，说得多么深刻啊！

总之，影片《冰雪奇缘》告诉我们：女性没有必要害怕和压制自己内在的原力，在遭受社会各种逼迫的过程中，只要是出于爱的目的，这份力量可以起到正面作用，保一方平安。第一辑中介绍的影片《浓情巧克力》与《一位复仇的母亲》也是讲述这个问题的。

## 你的内在神性还在吗？

**一、剧情回眸**

奥菲丽亚是个12岁的女孩，在她爸爸去世之后，妈妈嫁给了法维达尔上尉。奥菲丽亚在跟随妈妈前去上尉驻地的途中，遇到了一只螳螂精灵，并与它成为朋友。

有一天晚上，螳螂精灵来找奥菲丽亚，它变成了像书本里一样的精灵，奥菲丽亚跟着精灵来到了迷宫中的一个洞里，见到了半人半羊者，他对奥菲丽亚说："我是法翁，是你最卑微的仆人，殿下。你是莫娜公主，冥界之王的女儿。你不是人类所生，你是月亮女神之女。不信的话，你可以看一下你的左肩，有一个印记。你的亲生父亲叫我们在世界各地开启大门以便你重返冥界，这是仅存的一个大门。但是，首先我们必须确定，你本性依旧，还没有蜕变成凡人，你必须在满月前完成3项任务。这是一本歧途之书，没人的时候，你再打开看，它会向你展示你的未来，告知你需要完成的事情。"奥菲丽亚打开书本，什么也没有。这时，法翁不见了。奥菲丽亚回到住处，当她一个人时，她打开书本，出现了图案和文字，向她讲述故事，引领她去做一些事情。

第一项任务是："你要找到树林里的一棵无花果树，果树正慢慢死去，一只蟾蜍居住在它的根部，阻止它茁壮生长。你必须把法翁给你的3颗魔法石放到蟾蜍嘴里，找到藏在它胃里的金钥匙，只有这样无花果树才能再次枝繁叶茂。"奥菲丽亚找到无花果树，爬进树洞，里面都是淤泥，有很多虫子还会爬到她身上。奥菲丽亚对蟾蜍说："你好，我是莫娜公主，我并不怕你。你不觉得很羞耻吗？你住在这里，尽情享用这些虫子，你一天天地发福，却任由大树渐渐枯竭。"蟾蜍伸出长长的舌头拍打了奥菲丽亚一下，把宝石打掉了。奥菲丽亚很害怕，赶紧捡起宝石。蟾蜍张大嘴巴喷出很大的风。她把宝石和虫子放到一起，引诱蟾蜍吃下了宝石。瞬间，蟾蜍吐出很多恶心的东西，身体像泄了气的皮球一样瘪掉，死了。金钥匙就粘在呕吐物上，奥菲丽亚拿到了金钥匙。奥菲丽亚走出洞穴，浑身是泥巴，非常疲惫，天都黑了，外面下起了大雨。

拿到钥匙后，螳螂精灵又来了，带着奥菲丽亚再次到了迷宫，法翁给她一支粉笔，告诉她还有两项任务，月圆之夜快要到了，任务完成后就可以在宫殿里漫步了。

第二项任务是："用粉笔随意在你的房间画一扇门，一旦门打开就开始用沙漏计时，让精灵引导你走进去，在里面什么都不要吃、不要喝，在沙漏计时完成前回来。"奥菲丽亚在房间的墙上画了一扇门，门打开了，可以通向一个空间，她让沙漏开始计时，带着钥匙和3个精灵走进去。奥菲丽亚看到了一桌丰盛的食物，桌子前坐着一个怪物，一动不动，有眼无珠，在他前面有一个盘子，盘子里放着两只眼珠。周围的墙壁上是这个怪物杀小孩的图画，地上堆满了小孩的鞋子。精灵告诉奥菲丽亚用钥匙打开中间那扇小门，她却打开了左边的一扇门，她从里面拿出一把剑。在要回去的时候，奥菲丽亚被桌子上的美食吸引了，即使精灵一再阻止，她还是没有忍住，吃了两颗葡萄。这时，怪物复活了，拿起盘子里的眼珠安装到手心，站起来朝奥菲丽亚走过来。两个精灵为了保护她，被怪物抓住后吃了，奥菲丽亚拼命往回跑，但这时沙漏漏完了，门关上了，怪物马上就要追上来了，她赶紧拿出粉笔重新画了一扇门，惊险地跑了出来。法翁对她说："你没有遵守诺言，永远也不能重返冥界了。"

在弟弟出生的时候，奥菲丽亚的妈妈去世了，她感到孤立无援。这时，法翁来了，决定再给她一个机会，奥菲丽亚跑过去抱住了法翁，法翁说："带上你弟弟，尽快到迷宫来。"

奥菲丽亚冒着生命危险从继父处抱走弟弟跑进迷宫，继父就在后面紧追不舍。当无路可走的时候，岩石突然分开，出现一条路，奥菲丽亚跑进去，之后岩石就合上了。法翁手里拿着剑，让奥菲丽亚把弟弟给他，因为只有敬献了纯洁之血,入口才能打开,这也是最后一个任务。奥菲丽亚拒绝了,她要和弟弟在一起。法翁质问她:"你答应过要服从我的。你愿意为这个几乎素不相识的小子放弃你的神权?你愿意为这个使你深受痛苦、饱受耻辱的罪魁祸首而放弃你的王位?"奥菲丽亚仍然坚持。

这时,上尉追了过来,法翁不见了,上尉把弟弟抱走了,开枪打死了奥菲丽亚。当奥菲丽亚的血流下来时,门打开了。突然,一片光亮,奥菲丽亚睁开了眼睛。"起来,我的孩子。"奥菲丽亚起来后发现自己穿着公主服在宫殿里,她看到了爸爸和妈妈。法翁说:"你用你自己的血,而不是无辜之人的鲜血开启了大门,那才是最后也是至关重要的任务。你选择得很好,殿下。"妈妈说:"到我这来,坐在你爸爸身边,他等你很久了。"

## 二、剧情解读

这是电影《潘神的迷宫》里的故事。

影片中的小女孩奥菲丽亚似乎一直生活在童话中。在跟随妈妈前去继父的驻地时,奥菲丽亚带了许多童话书。与现实中的人相比,奥菲丽亚更相信幻想世界里的非人类角色。

在看到母亲因怀孕身体出现不适时,奥菲丽亚给胎儿讲了一个悲伤的故事让其安静下来:一枝玫瑰孤独地生长在寒冷的悬崖上,没有人能接近它……她还说:"弟弟,外面的世界并不美好。但是,不久你就会降临到这里,妈妈已经因为你病得很重了,你出生的时候,我想叫你帮个忙,别伤害她。你会亲眼看到她的,她美极了,尽管有时她会终日忧伤,但在她微笑时,你会爱上她的。听着,如果你按照我说的做,我向你保证,我会带你去我的王国,让你成为王子。"从精神分析的角度说,这是一个关于女性潜伏期的故事,显得有些理想化。

在奥菲丽亚的成长过程中,她拒绝称呼上尉为"父亲",拒绝展现对他任何真实或假装的友好,表明她不愿认同男权社会的势力。当默西迪丝警告奥菲丽亚不要进入迷宫时,她也拒绝听从。奥菲丽亚还拒绝认同美丽的母亲和由老年妇女所组成的女性合唱团。奥菲丽亚弄脏了漂亮的裙子和皮鞋,也是拒绝认同厨房女人或者被邀请来参加宴会的社会女人的表现。从心理发展的角度说,这是独立人格和独立思考能力形成的基础。

奥菲丽亚认同了潘神,信任他,接受他的帮助和建议;她认同了引领她去迷宫的精灵,也部分认同了那三个带她找到怪物的精灵。从精神分析的角度说,奥菲丽亚足够重视心灵深处的原力,当然,她也为自己的选择付出了鲜血的代价。

### 三、延伸与思考

遵从内心深处的声音

该影片的旁白曾经说道:

传说很久很久以前,在一个神秘的没有谎言和痛苦的地下王国里,住着一位向往人类世界的公主,她一直梦想可以亲眼看到蔚蓝的天空,亲身感受柔和的微风,以及可以无忧无虑地沐浴在阳光下。终于有一天,她躲过看守她的随从,逃了出去,可是当她走出地下的时候,强烈的阳光刺瞎了她的双眼,也一天天抹去了她过去的所有记忆。她忘记了自己是谁、来自哪里,身体则饱受现实世界寒冷、疾病以及疼痛的折磨。最后公主死了,可她的父亲——地下王国的国王,始终相信自己女儿的灵魂总有一天会回到他身边。她只是借由另一个人的躯体,存在于不同的地点、不同的时间里,最终会回到地下。公主最终重返她父亲的王国,用一颗公正而慈爱的心,统治了地下王国几个世纪,她得到了人民的爱戴,而她在人间的这段短暂经历,也有迹可循,但是她的足迹,只有那些有心人才会发现,无花果树长好了。

这就是说，尽管女性力量在男权社会中经历了诸多变迁，但并没有消失。

影片中有三位女主角，她们分别处于三个年龄段。最年轻的奥菲丽亚是个小公主，她对这个世界充满好奇；然后是厨娘默西迪丝，是位年轻的女主人，她有个性、有力量，认同"父性原理"；最后是奥菲丽亚的母亲，是一个幸存的女性和新生命的孕育者，显得无奈、懦弱和对男权唯命是从。在厨房工作的那群女性代表着女性生命的第四个阶段。奥菲丽亚的母亲和厨房里的那群女性似乎代表着苟活着的芸芸众生。

如何能成为心目中理想的自己，就看你如何选择人生了。何塞·奥特嘉·伊·加塞特如此说道："人不是一个自然状态，而是一段历史；人不是一件物品，而是一出戏剧……人生，是在成长过程中需要被选择和构思的东西，而人，便存在于这种选择和构思之中。"

影片中的奥菲丽亚选择遵从内心深处的声音。由于缺乏现实社会中的榜样，奥菲丽亚只有在跌跌撞撞中螺旋式地成长。例如，在完成法翁交代的第一项任务时，奥菲丽亚展现出女性的机智和勇气；在完成第二项任务的过程中，奥菲丽亚在去阴间时显得非常恐惧，还因抵制不住诱惑而差点被怪物吃掉；在完成第三项任务时，她对抗了潘神的威胁和引诱，诚实地做出了自己真正的道德判断，展现出了隶属于"母性原理"的那份爱的力量。

在心理分析工作者看来，在成长过程中，选择认同和部分认同现实中的某些特点和价值观只是人生的一个方面，选择认同童话/幻想世界中的内容是另一个方面，这对构建自我都非常重要，不可偏废。如果只有前者，你的人生将庸俗不堪；如果只有后者，你将是一个"永恒的少女"或者"永恒的少年"。

## 四、同类影片推荐

### 绿野仙踪

（一）内容介绍

小女孩桃乐茜和叔叔亨利、婶婶艾姆住在堪萨斯州的一个中部农场里。桃乐茜和她的小狗托托受到高小姐的欺负，但得不到叔叔婶婶的理解和帮助。在忍无可忍的情况下，桃乐茜决定带着托托离家出走，离开叔叔婶婶。可是，还没有走出农场，桃乐茜遭受一位自称马勒尔教授的欺骗。就在这时，农场突然遭到一股强龙卷风的袭击，叔叔婶婶和其他人都躲进了地下室，而桃乐茜没来得及躲，连同叔叔的木头房子一起被卷入了空中。

当龙卷风停下时，桃乐茜走出木头房子，这才发现她已经掉进了一个名叫奥兹的矮人国里。木头房子下落时正好砸死了危害矮人国的东方女巫，因此桃乐茜在矮人国受到了热烈的欢迎。为了表达对桃乐茜的感激，北方女巫将东方女巫的一双红宝石鞋送给了她。桃乐茜向北方女巫提出回家的请求，北方女巫为她指引出了一条通向翡翠城的黄砖路，并告诉她："只要找到翡翠城中的奥兹大法师，你就能返回堪萨斯州。"

在沿着黄砖路前往翡翠城的路上，桃乐茜有幸结识了没有头脑的稻草人、没有心脏的铁皮人和毫无勇气的狮子。稻草人想让奥兹大法师赋予他一个头脑，铁皮人想让奥兹大法师赋予他一颗心脏，狮子则想要找到勇气与胆量。出于共同的目标，四个人开始结伴前行。不料，死去的东方女巫的妹妹西方女巫一直盯着四人的行踪，欲残害四人。

他们在路上遭到女巫的埋伏，桃乐茜被女巫的手下抓走。桃乐茜的小狗托托从女巫的城堡中逃出来，为稻草人、铁皮人和狮子指明了一条通往城堡的道路。他们前往城堡找到了桃乐茜，但却遭到女巫手下们的追赶。女巫欲用火把烧死稻草人，桃乐茜情急之下顺手用身边的一桶水为稻草人灭火。谁知，这是一桶拥有魔力的水，女巫不慎接触到这种水，竟然瞬间融化而死。桃乐茜一行拿到了女巫的扫帚，返回翡翠城并要求奥兹大法师实现他们各自的愿望。

而在这时，桃乐茜一行却意外发现，表面上威风凛凛的奥兹大法师，其实也是一个意外来到这个世界的普通人。稻草人、铁皮人和狮子分别都得到了自己想要的东西，桃乐茜也带着托托如愿以偿回到了堪萨斯州，回到了叔叔婶婶身边。

（二）精彩看点

影片中的桃乐茜本是个感到拘束、不被大人理解、孤独无助的小姑娘，在梦境中，她却成为救世主，拥有了朋友，可以做一切自己想做的事。用精神分析学的术语说，这就是"补偿"的力量。

对于稻草人、铁皮人和狮子来说，他们都觉得自己有缺陷。然而，当他们在不经意间冒险了一回，发现原来自己"一切都在"，借用禅学中的术语说是"自性平等"。该影片中的奥兹大法师也跟我们所有人一样，需要别人相信自己是个好人，他宣称自己唯一的罪恶是试图夸大自己的能力。他因为害怕显露出真实的自己，一个有着普通缺点的普通人，才借由复杂的伪装把自己隐藏在真实的世界之外，结果失去了跟其他人真实接触的机会。同时，也使他无法认识真实的自我。

在现实生活中也是如此，由于认识不到我们是独立的、完整的个体，就会去追逐时尚，向他人看齐；由于认识不到自己的价值，就会在乎别人的评价。其实，在俗世中，不管是谁，在人格上都是平等的。我们唯一需要做的是，做真实的自己。

有个社交焦虑症患者曾经告诉我："每次我要与大人物见面时，都会非常紧张，手脚都会发抖。后来我想到一个妙招，只要我的脑中一浮现：哇！即使是总统、天下第一美人，都会有放屁的时候，大家的屁味都一样，与我完全平等嘛！所以，放屁面前人人平等，我就完全放松下来了。"

总之，接纳自我是贯穿《绿野仙踪》整部影片中的情绪主题。心理治疗的经验告诉我们，许多的心理问题，包括焦虑症、恐惧症、强迫症、病态的不安等，往往是由恐惧与人坦诚交往所造成的。由于担心显露出自己的不完美，暴露真实的自己，许多人会筑起围墙，阻碍有意义的人际交往。爱默生曾经提出："尽量展现自我，因为那是你所仅有的。"因此，对有自卑、退缩、懦弱的心理障碍者的疗愈来说，《绿野仙踪》是一部非常不错的影片，它能让人们明白自己内在拥有的那份力量，只要愿意适当地去冒险，就有可能实现自己的梦想。

## 摆脱母亲的控制

**一、剧情回眸**

一个名为格特尔的女巫亲眼看见阳光洒向地面，生出一朵有魔力的金色花朵。只要为花朵歌唱，便能让自己永葆青春。于是，她独占了金色花朵几个世纪。

几个世纪后，王国内的王后即将分娩，但她却意外染上了重病，生命垂危。国王下令寻找传说中的金色花朵。在一个无人的悬崖边，守卫们发现了它，将它带回王宫，烹煮成汤给王后喝下。王后康复后顺利产下一个女婴，这个女婴就是长发公主瑞普兹。

格特尔得知金色花朵被王后喝下后，她在深夜潜入王宫，找到长发公主。格特尔对着熟睡中的公主唱起歌谣，公主的头发便焕发出耀眼的金光，格特尔顿时又恢复了年轻的模样。但格特尔同时又发现，只要将公主的头发剪下，魔力就会消失，金发也将变成棕发。格特尔选择将公主带走，住在密林深处与世隔绝的高塔里，视公主为己出。

平时，公主在高塔内与小动物蜥蜴帕斯卡为伴，"自由自在"，自得其乐，并自以为过得很幸福。只有在每年生日之际，公主倚在高塔内的窗户边上看着天空中的天灯感到有些失落。长发公主对此心生向往，请求"母亲"在她18岁生日那天带她去观看，但"母亲"以外面的世界太危险、长发公主太弱小无法独立为由来拒绝，并不断地表达她对长发公主的爱。

有一次，梦想拥有一座城堡的窃贼福林和两个同伙从王宫里窃取了王冠，为了躲避守卫的追捕，他们逃到了树林里。福林误入树帘之中，发现了公主所住的高塔。为了甩脱守卫和落单的守卫长马克西姆斯，他爬上了高塔，公主发现后用平底锅把他打晕并藏在壁橱里。公主向"母亲"证明她有能力对付外面的坏人，但仍被"母亲"拒绝。公主只好告诉"母亲"，她想要一种特殊的颜料作为生日礼物，并愿意以不再离开塔作为代价。"母亲"答应了，出门为公主寻找颜料。

"母亲"离开后，公主趁机将福林放出来，以福林留下的包为交换条件，逼迫福林带着她去看天灯。无奈之下，福林同意了，两人一起离开了高塔。公主既高兴得到了自由，又对违背和"母亲"之间的约定而感到愧疚。女巫在路上看到守卫们正四处搜捕，感觉情况不妙，便提早返回了高塔。她发现公主不在塔里，却在塔里找到了福林留下的王冠，于是便外出寻找公主的下落。

公主和福林进入小鸭子酒馆，里面全都是女巫曾警告过公主的恶棍们，但是那些"恶棍们"并没有想象中的那么坏。他们都有各自的梦想，就像公主一样。追兵们和女巫都赶到了酒馆，酒馆里的"恶棍们"帮助两人摆脱了守卫，却不慎使水坝溃堤。公主和福林被困在一个黑暗的山洞里，在无能为力时，两人袒露了心迹，公主对福林渐渐地产生了好感。

马克西姆斯追上了福林，却在公主的一番劝说下化干戈为玉帛。两人前往王国内游玩，晚上，在天灯飘浮之际，两人荡舟湖上，彼此正式表露出爱意。公主将福林的王冠还给他，但福林此时意识到公主才是他最想要的。这时，福林的两个同伙出现了，福林决定将王冠还给同伙，从此改过自新。但他那两个同伙早已和女巫串通好，设下陷阱，将福林的双手绑在舵上，把船放入湖中，制造福林抛弃公主独自逃走的假象。福林被守卫们逮捕，即将处以绞刑。

公主被女巫带回高塔。公主察觉到种种迹象，意识到自己就是王国内那位失踪的公主。这时，马克西姆斯找来小酒馆的"恶棍们"，合力将福林救出，并将福林带回高塔去营救公主。福林进入塔内，却被女巫刺伤，生命垂危。公主表示，如果女巫能够放过福林，她愿意从此寸步不离女巫身边，但福林选择切断公主的长发。魔力消失，女巫年轻的容貌迅速衰老，不慎跌下高塔化为灰烬。公主抱着福林，唱起了咒语，眼泪滴落在福林的脸上，奇迹般地治愈了福林。

公主回到王宫与国王、王后重逢。后来，公主和福林结了婚，过上了幸福的生活，其他人也都实现了各自的梦想。

## 二、剧情解读

这是电影《长发公主》里的故事，改编自童话故事《莴苣姑娘》。

影片中的长发公主除了拥有一头长发外，探险的新奇、叛逆的诱惑、爱情的吸引、信任的艰难、回家的召唤，一处处成长中的小纠结，都能让女孩们感同身受。从心理分析角度来看，长发公主这一经历是所有女性在成长过程中必须要去面对的。从表面上看，女巫尽了"母亲"的义务，她是"爱"孩子的。然而，这种"爱"的出发点是一种控制和束缚。

小时候，长发公主长期与小蜥蜴帕斯卡为伴，提示她凭借直觉和本能在生活着，缺乏理性的力量。所以，在"母亲"说"妈妈是最好的向导""妈妈最了解你"时，她对"母亲"是绝对的信任。随着年龄的增长，她开始对外面的世界展开联想，对"母亲"的话开始将信将疑，所以会不自觉地用计骗取"母亲"的信任、在"母亲"面前发脾气、在受到挫折时向"母亲"表达"妈妈,你是对的"。18岁以后,长发公主变得越来越理性,她知道如何去维护自己的利益、追求自己的梦想,当"母亲"对她说"我所做的一切都是为了保护你"时,长发公主用"我会用尽余生反抗你""我会想方设法离开你"来坚决地回应。

更难能可贵的是,在长发公主身上,理智与情感这两份力量不是分离的,而是平衡的。她可以应用自如,集中表现在福林被女巫所伤之后的选择和行动上。如果从心理分析的角度说,长发公主要想摆脱"母亲"的束缚,仅仅发展自己的女性力量是不够的,还需要"阿尼姆斯"力量的协助,而福林在她的人生中恰恰起到了这方面的作用。

### 三、延伸与思考

(一)女性内在的两种能量需要平衡

该影片中怀孕的王后需要金色的花朵救命,国王派人到悬崖边去偷,被女巫逮到,反过来抢夺她的女儿。从心理分析角度可以这么说,王后和女巫代表着女性身上的两种对立的能量,互为阴影,觊觎彼此所拥有的,王后这一端代表着传宗接代、与人联结、成为母亲与妻子的女性能量,而女巫这一端代表着传承智慧、与大地联结、不进入家庭的处女能量。

在影片中,这两种能量之于女性内在发展是分裂的。在现实生活中,这两种能量也很难在一位女性身上同时完成。把女巫传承智慧的特质,去掉灵性的成分,放进现实的社会中,可能就是一群投身事业而非家庭的女性。她们把知识、才华、技术和专业发挥得淋漓尽致,过着自给自足的生活,有些人甚至选择不进入婚姻、不生儿育女。这样的女性能量与生育小孩、传递生命的能量难以合一的结果就是被分裂、被压抑的那一面,会变成内在心灵世界的阴影,一旦对立的那一面被自己看见,就如同故事中的王后和女巫,会对对方产生极为羡慕或者极度厌恶的情绪。

女巫与她所代表的智慧、纯净是该影片中王后的阴影，而王后与她所拥有的生育繁衍变成了女巫的阴影。两个女性，必须通过偷盗和抢夺才能拿到自己渴望的与欠缺的。如果从现代精神病学角度来说，这种偷盗和抢夺，其实就是一种成瘾的行为。

（二）逃离束缚你的高塔

该影片点出了一个女性在男权社会中内在分裂的状态，她自己没有能力转化，只好让丈夫去别人那里偷取；由于触犯了禁忌，所以得接受惩罚，代价是"献出"亲生的女儿。影片中的长发公主除了代表新的生命状态，还代表了一种新的可能性，用来处理或转化内在的分裂，这与电影《雪国列车》的最后留下一男一女的孩子的用意相仿。这也是影片中着重描述长发公主独立面对女巫的原因。

跟许多童话故事中的继母一样，该影片中的女巫呈现的是女性的黑暗面，代表着"坏母亲"或者说母亲原型中的负面特质，她把小女孩关在高塔里，以爱的名义进行控制。

影片中的塔，平地拔起，盖得那么高，是一个男性的意象；没有门，也没有梯道，这种孤立和隔绝，不禁使人联想到许多"中国式"的家庭、学校，他们强行控制孩子们的意图。当父母或领导感觉技穷，不知如何处理正在面对青春期各种挑战的孩子的问题时，出于保护或照顾的本能，他们可能会想尽办法把孩子隔绝起来，让他们活在一个完全不被"污染"的环境中。影片中的女巫把长发公主关在高塔里的目的，就是为了保护纯净的女性特质，让女性特质处在一种最无瑕的、最完美的、不被污染的状态里。

心理治疗的经验告诉我们，在这种环境中成长出来的女孩，对真实世界没有一点儿的抵抗力，如果出了家门，不管是王子还是无赖，她都会跟着对方走。这也是现代中国式父母之爱的困境，他们总想把孩子放进"无菌室"，却反而剥夺了孩子对外界诱惑产生抗体的可能。

作者曾经遇到一对夫妻来咨询，他们说无法理解女儿的行为。原来，他们的女儿在高考之前一直是个乖孩子，不仅听话，学习成绩也好，生活和学习都用不着家长和老师操心。可是，上了大学之后，她女儿结识了一位男青年，他是西部农村人，平时有小偷小摸行为，还被拘留过，目前在杭州做小生意，他们关系亲密。假期，他们一起去男方家过节。该女孩与父母的关系逐渐疏远，除了会接受父母所给的钱之外，彼此之间像个陌生人，而且她还用父母所给的钱接济男友；当她知道父母在寻求法律帮助、试图对付男青年时，女孩愤怒地要跟父母断绝关系。这个女孩的行为不就是与长发公主类似吗？

存在主义心理学家罗洛·梅在《人的自我寻求》中指出，成为一个人需要经过存在之斗争，而在这个过程中，与母亲之间的斗争是一个重要的环节。他是这样说的："成为一个人，不仅需要去领会自己的感觉、体验和需要，而且还需要与那些阻止他们感觉和需要的一切进行斗争。人们发现，总有一些特定的羁绊在阻止他们前进。这些羁绊是将他们与父母捆绑在一起的束缚，在我们这个社会中尤指母亲的束缚。"

（三）母女分离是女孩成长过程中必修的课题

如果影片中不出现福林，那么长发公主和女巫还是一体的。

从精神分析的角度说，要想让世界秩序完成从"母性原理"向"父性原理"转变，男性们首先必须"破坏"母女之间的结合。希腊神话中德墨忒尔与珀耳塞福涅的故事就是这个观点的典型代表。

> 地母之神德墨忒尔的女儿珀耳塞福涅在草原上摘花的时候，冥王黑帝斯突然从地底现身，将她俘虏走。德墨忒尔因为女儿突然失踪而悲伤哀叹，大地随之枯萎荒芜，人们也为之受苦。宙斯看到这样的情形，命令黑帝斯将珀耳塞福涅送回她母亲的住处。但是，黑帝斯用计让珀耳塞

福涅吃下四颗石榴籽。

众神有一条不成文的法规，凡是吃下冥界食物的人，不得回到地面。珀耳塞福涅陷入困境。在宙斯出面调停之后达成协议，珀耳塞福涅一年之中有四个月必须和黑帝斯一起生活，剩下的八个月则回到地面与母亲同住。因此，当珀耳塞福涅留滞在地下，大地是冬天；她回来的时候，也就是春天来的时候。植物在这八个月期间蓬勃生长。

在这个故事里，出现了两个男性的名字：打破母女结合的黑帝斯和出现调停的宙斯。我们暂且不去讨论母权已经开始转移到父权这个问题。如果从意识的进化，以及女性个体人格发展的角度说，男性的介入是必须的。

对于正处在成长中的孩子来说，如何摆脱母爱的束缚或者说"弑母"呢？在原始社会，这一活动通过启蒙仪式集体进行；但现代却变成了个人行为，并象征性地通过孩子"弑母"的形式表现出来。当然，正如特别强调"象征性"一样，我们不能从世俗层面去理解这一观点。

罗洛·梅曾经引用古希腊悲剧《俄瑞斯忒斯》中"弑母"的故事来论述"与母亲的斗争"。他指出，这部戏剧的寓意并不是让我们去拿枪杀死自己的母亲，这场斗争的实质是与扼杀我们成长与自由的权威势力进行抗争；我们要杀死的是与母亲之间不健康的依赖联系，这种联系将母子束缚在一起，使我们无法体验到"外面世界很精彩"的广阔，只能体验到"外面世界很无奈"的狭窄。对此，我们唯一的出路似乎就是"离家出走"，正如俄瑞斯忒斯离开迈锡尼城一样，并且最好还能像他在戏剧的最后所说的，"我爱上了外面的世界"。

女孩们，你们做好"逃离束缚你的高塔"和"弑母"的准备了吗？

## 四、同类影片推荐

### 灰姑娘

（一）内容介绍

艾拉姑娘从小和父母居住在丛林深处的家中，过着幸福的生活。可是，天有不测风云，艾拉的母亲不幸患病去世，去世前她留给艾拉"要勇敢、要善良"的嘱托。艾拉的父亲续娶了一位失去丈夫的贵妇人为妻，这位贵妇人还带来了两个女儿。

艾拉的父亲在经商途中染病去世之后，继母辞退了家里所有的佣人，出于对艾拉青春美丽的嫉妒，她逼迫艾拉承担所有的家务活，从此，她用对待下人的态度对待艾拉。艾拉虽然对这种不平等的待遇感到不满，但仍然选择默默忍受。

有一天，艾拉骑马外出，恰巧遇到了正在丛林中打猎的王子基特。两人谈话非常投机，基特隐瞒了自己的真实身份，告诉艾拉他只是个在宫殿里工作的小学徒。基特对艾拉一见钟情。原本出于国家利益的需要，他必须和一位公主联姻，但在见到艾拉之后，他便改变了想法，决定和自己喜欢的人长相厮守。王子即将举办一场由所有贵族小姐们参加的舞会，以便从中挑选自己的另一半。但他仍对只见过一次面的艾拉恋恋不舍，于是将舞会的邀请对象扩大至王国中所有的未婚女性。

艾拉的继母要带着艾拉的两个姐姐去参加舞会，她一心想着让她的其中一个女儿成为王妃。艾拉想要穿着母亲留下的裙子参加舞会，但却被继母以身份低贱、损害家族颜面为由残忍地拒绝，她的裙子也被继母残忍地撕碎了。举行舞会的当天，艾拉巧遇仙女教母。仙女教母将艾拉园子中的南瓜变成了马车，将几只小老鼠变成了白马，将一只蜥蜴变成了男仆，将一只白鹅变成了车夫。她把艾拉身上的裙子用法术幻化得美妙无比，最后还赐给了她一双精致的玻璃水晶鞋。艾拉得以有幸赶到城堡参加舞会，并在茫茫人海之中博得了王子的注视。两人完成了一场完美的舞蹈。

舞蹈结束后，王子向艾拉问起她的真实身份，艾拉依然拒绝回答。艾拉想起仙女教母的嘱托，在午夜钟声敲响之后，法术变幻出的这一切都将恢复原貌。眼见午夜即将到来，艾拉匆匆地向王子告别，冲出了城堡。在冲下阶梯时，她不慎落下了自己的一只水晶鞋，被王子捡到。

王子终于说服了父亲，他不再为利益而结婚，而是为爱而结婚。他向全国发出告示，要求丢了那只水晶鞋的主人亲自到王宫认领，无果。王子派遣手下带着水晶鞋前往全国的各个角落，让全国所有的少女都试穿一遍。最后，只有艾拉的脚与水晶鞋匹配，两人终于幸福地生活在了一起。

（二）精彩看点

跟上文中长发公主类似，影片《灰姑娘》中的艾拉也是被继母束缚在家。在童话故事里，继母很多时候就是女巫在现实世界中的代表。

艾拉自幼感受过"好母亲"的力量，而且这股内化的力量一直支撑着她的生活，让她在苦难中有勇气生活下去。影片把这种力量通过神仙教母来传达。这就是说，在艾拉表面上的卑贱屈辱后面潜伏着她远远胜过继母和异母姐姐的自信，就好像她在这样想："你们可以让我干所有的脏活、重活，我也可以做出糟蹋的样子，但是我的内心很清楚，你们这样对待我是因为我比你们强多了，所以你们才嫉妒我。"影片的结局肯定了这一信念，它使生活中的每一个"灰姑娘"相信，最终她会被自己的白马王子所发现。

与《长发公主》一样，《灰姑娘》同样表达了女孩成长过程中的关键环节：在适当的时候离开母亲，与自己心爱的男人一起生活。然而，艾拉显得比长发公主被动。

与《长发公主》一样，该影片的结尾也在说："仁慈而善良、坚强而勇敢就可以战胜一切。当然，还需要借助一点点小魔法。"是的，在童话世界里，一切的好运与不幸,不取决于美德、智慧或是信仰,而是魔法。这种说法同样适用于心理治疗的过程。从某种程度上可以说,心理分析治疗的目的就是让你的人生在无意识中的"魔法"指引下,在残酷的现实生活中过出诗意,活出自我。

在心理治疗师看来,影片中的艾拉如果没有经历被迫沦为"灰姑娘"的过程,她绝对不会成为王子的如意新娘。这是因为,为了建立人格的自我同一性,以及在最高层次上获得自我价值的实现,无论是最初的慈爱的父母,还是后来似乎对孩子"凶狠恶毒""不近情理"地严加要求的"继"父"继"母,这两者对孩子的成长都是不可或缺的。如果慈爱善良的母亲没有在某个时期变成凶狠歹毒的继母,孩子就会缺少动力去发展独立的自我,去认识和分辨世上的善恶,去培养自主精神和自立能力,停留在"永恒少女"的状态。

## 没有叛逆就没有成长

**一、剧情回眸**

波碧·摩尔是美国加州一位娇生惯养的富家千金,母亲在她11岁的时候就因车祸去世了,16岁的她面对父亲即将再婚表现得很激烈,她让一大堆狐朋狗友把准后妈的东西全都扔了,父亲气坏了,坚决要把她送去英国的一所学校。

就这样,波碧来到了英国一个历史悠久的女子寄宿学校。她的爸爸提醒校长,波碧现在正处于很难教育的时期,但女校长胸有成竹地说:"这是我最拿手的。"

校长走向车边欢迎波碧的到来,一身美国装扮的波碧成功引来了所有人的目光,其中就有一个叫哈亚特的大姐大,校长把波碧安排给凯特,由她来照顾波碧。凯特友好地向她打招呼，却被波碧的一句"可着我挑朋友，以你的条件不合格"来讽刺她，但凯特并不在意。而旁边的哈亚特来到波碧面前向她宣示主权："你必须尊敬地和首领握手。""如果首领赢得了我的尊敬，那我才和她握手。"波碧根本就不屑理睬她。两人就此结下了梁子。

波碧来到宿舍，她以为是一个人的屋子，却发现是集体宿舍，她很不适应，掏出便携消毒液到处喷，正在收拾行李的舍友们虽然觉得她有点好笑，不过对她还算友善。波碧还注意到了室友皮皮有点好吃。而此时，波碧的行李还在外面淋着大雨呢，里面可都是些奢侈品，就这样被淋湿了。

女宿管来了，要求每个人上交手机（当然室友们交的都是假的，只是波碧不知道"游戏规则"而已），波碧用词很不礼貌，并让宿管清洗她的行李，结果是宿管要求整个宿舍禁闭三个周日。

由于对校园生活的厌恶，波碧依然我行我素，在室友的提议和协助下，她决定通过实施"退学计划"而达到被开除的目的。例如，她不断地跟哈亚特抬杠，故意勾引哈亚特心中的白马王子弗莱迪，在电话亭贴小广告，在游泳池搞恶作剧，把听力课的内容换成了八卦新闻……渐渐地，波碧似乎没有那么排斥同学了，在挤公交车时也不那么怕脏了。

在一次长曲棍球比赛中，波碧临时顶替皮皮上场，带领球队获得了胜利。于是校长就让波碧担任队长，波碧也不负众望接连得胜，在比赛中连续突围，杀入了总决赛。从此以后，波碧喜欢上了学校和同学。

可是好景不长，波碧被人陷害了，她不仅遭到同学的误解，还以为发生在宿舍的那场火灾真的是自己无意中所致。面对着"荣耀法庭"上的审判，波碧真诚地向老师和同学们致歉。就在哈亚特极力要求开除波碧时，室友们将真相传递给了在场的所有人，除了邮件之事，哈亚特当时也在现场，波碧听到的脚步声就是哈亚特的，是她点的火，波碧猜想。事实证明，她没有猜错。

## 二、剧情解读

这是电影《野蛮公主》(又称《野孩子》)里的故事。

影片中女孩波碧的母亲本是一位美丽而优秀的女士,可是,在波碧11岁时意外去世了,这样,波碧在青春期就缺乏"好母亲"的引导和榜样。波碧之所以与同学一起搞怪,把后妈的东西全部丢掉,这是她出于害怕失去父爱。用精神分析学家弗洛伊德的术语说,这是一个"厄勒克特拉情结",意思是女孩与母亲竞争而想独占父亲的表现。

英国的寄宿学校规则严厉,室友凯特曾经给波碧说了很多这里的规则:穿制服、禁止吸烟、禁止饮酒、禁放烟花、禁携带武器、禁违禁药物。如果有问题,不许骂人,要讲道理。禁止上网、禁止欺负弱小,要是你表现得没教养,大家都跟着受罪。要是牵连我们就让你难堪。在这样的环境下,平时显得自由散漫的波碧很难适应。

幸运的是,对波碧来说,学校里的女校长起到了"好母亲"的作用。有一次,在波碧显得格格不入的情况下,她这样跟波碧谈话:"……我们培养的是聪明、独立、有想法和心地善良的姑娘。在这里你能交到一生的朋友。在反叛的背后,我知道你是这样的姑娘。"在老师们被波碧玩哭时,校长竟然忍了下来,她说:"正常情况下我会叫她父亲过来,不过她处于困难阶段。"在校长觉得波碧好不容易交到了朋友却又被她带坏时,她对波碧说道:"你应该更聪明、更优秀,为什么不给自己一个机会?尝试做点什么,向他(父亲)证明你能行……只要用心去做,你就可以,不要放弃自己。"同样的,在曾经的闺蜜卢比与她渐行渐远的情况下,与室友和弗莱迪结交的情谊对波碧的蜕变也起到了很大的作用。

当然,外因还得通过内因起作用。波碧对环境的认知发生了改变,她在日记中写道:"我有点喜欢上她们了,就像已经认识了一生的朋友,她们让我学会说'讨厌的''恐怖的'这些很多我从来不用的词,如果不是其中一员,可能我会讨厌这么说话，很高兴我能融入其中。"

更难能可贵的是，波碧内在有一颗真诚、敢作敢当的种子，她在"荣耀法庭"的审判庭里说道："我不会为了我或我的行为而辩护，侮辱任何人。所以，实际上，那天是我搞砸了。我非常抱歉，也非常感激大家。我曾经很想逃出这所学校，但到现在，才知道自己多么想留下来。在这里，我向你们所有人学到了很多知识，在这里我和妈妈又'见面'了，原来她也曾经是这里的学生。五年以来，我心里一直有个伤口，在这里，这个伤口慢慢开始愈合。从表面上看，我像个玩世不恭的加利福尼亚女生，但内心我发现自己就是个修院山女生。"

从心理治疗的角度说，这时的波碧真正地成长了，获得了来自已故母亲的力量，认同了这所学校的理念，当然也能够理解父亲为什么要送她到这里来读书了。总的来说，叛逆的背后或许是脆弱、无助，青春年少总是有数不尽、道不完的糗事，但那都是宝贵的人生财富，倘若能以诚相待。

**三、延伸与思考**

（一）没有叛逆就没有成长

与影片中的波碧相似，"问题学生""问题青少年"构成了心理科未成年就诊人群中的绝大部分。有些孩子不仅不好好读书，还与父母和老师处于长期的对抗状态中，让大人们很伤脑筋。大人们带孩子来就诊时，他们都往往希望心理医生能有立竿见影的方法让孩子变乖。

然而，这种方法并不存在。不过，很多孩子在听完"一时失足不等于一生堕落"的故事后似乎有所触动。这个故事的大致内容如下：

在美国新泽西州的一所小学里，有个由26名"问题学生"组成的班级。他们都有不光彩的过去，有的伤过人，有的吸过毒，有的进过少管所，有个女孩甚至在一年中堕过3次胎……很多家长拿他们没辙，很多老师也对他们感到失望，学校甚至想将他们放弃。

就在这个时候，一个叫菲拉的女教师接了这个班。她相信，人是可以转变的，而不相信从小看到老的"经验"。她没有像以往的老师那样从整顿纪律入手，而是给同学们出了一道选择题：请在下面的三个候选人中，选出一位在将来最有可能造福于人类的人。候选人A：曾笃信巫医，有两个情妇，有多年的吸烟史，而且嗜酒如命；候选人B：曾两次被赶出办公室，几乎每天都睡到中午才起床，每晚都要喝大约一公升的白兰地，而且有吸食鸦片的不良记录；候选人C：曾是国家的战斗英雄，一直保持素食的习惯，不吸烟，偶尔喝一点啤酒，年轻时从未做过违法的事。

在同学们都十分自信、不约而同地选择了C之后，菲拉老师公布了答案：A是富兰克林·罗斯福，担任过四届美国总统；B是温斯顿·丘吉尔，英国历史上最著名的首相；C是阿道夫·希特勒，法西斯恶魔。

听了这个答案之后，同学们都惊呆了。此时，菲拉老师语重心长地说："孩子们，一时失足并不等于一生堕落。你们的人生才刚刚开始，过去的一切耻辱和光荣都只能代表过去。真正能代表你们一生的是现在和将来的作为。在改邪归正的道路上，永远充满了希望的光芒。如果你们努力向上，自强不息，就都能成为了不起的人。"

菲拉老师的寥寥数语，改变了26个孩子的命运。他们长大成人后，都在自己的岗位上做出了骄人的成绩：有的成了出色的心理医生，有的成了公正的法官，有的成了顶尖的航天员……特别值得一提的是，当年班里那个最调皮捣蛋的学生——罗伯特·哈里森，成了华尔街最优秀的基金经理人。

我们先不管这个故事内容的真假,至少在心理治疗师眼中,对"叛逆孩子"的治疗首先需要做的是接纳,而不是急着去改变,借用中国古代的俗语说:"将欲取之必先予之。"只有成功建立了治疗的联盟,改变才有可能发生。还有,青春期没有"叛逆"过的孩子,很有可能会在中年时出现心理障碍或危机。这方面的内容我在《和心理医生看电影.男性篇》中有大量的论述,有兴趣者可去阅读。

(二)理解孩子的"问题"

"问题孩子"是目前社会对"叛逆""有个性"孩子的一个称呼。然而,在分析性心理治疗师看来,所谓"问题孩子",是孩子向大人提出问题之后,大人没有进行解答而导致的。下面借用《圣仙子安妮》的故事对此进行说明。

《圣仙子安妮》里的主人公叫凯西·古德曼,是个"问题女孩"。四年前,她被交给维宁夫人照顾。从那时开始到现在,她一直是一副不高兴的表情。"无法交流,也不做任何尝试。"

凯西有一个她特别珍惜的名叫"圣仙子安妮"的人偶。可以说,"圣仙子安妮就是凯西的全世界"。这个人偶是她从母亲那得到的,她是因为失去双亲,才被送到维宁夫人所在的这个村庄。她来到这里的第一天,淘气的乔尼扯了圣仙子安妮的衣服,凯西对此非常生气,推了乔尼一把。而这个场面刚好被村里的人看到,于是,凯西就被认为是"不好对付的孩子"。更雪上加霜的是,那天傍晚乔尼从凯西那抢走了圣仙子安妮,并把它扔到了村子的池塘里,而凯西冲过去要打乔尼的情景,又被刚好路过的村民看到,于是凯西就更被认为是奇怪的孩子了。从那之后,不管对谁,凯西都是一副不高兴的样子。

七月的某一天,莱茵医生的法国妻子和小学女教师伯恩斯觉得大家把太多东西都扔到池塘里了,于是决定对其打捞一番。两位女性神采奕奕地打捞池塘,村民们也在一旁围观。虽然打捞出很多东西,但是与凯西的期待相背,圣仙子安妮并不在其中。因为莱茵医生的妻子正好是站在人偶上面打捞池塘里的东西的。

悲伤的凯西在深夜 12 点偷偷来到了池塘边，在池底寻找。听到声音就起床的莱茵医生的妻子也提供了帮助，最后终于找到了人偶。不寻常的情况就在这个时候出现了。

凯西开心得两颊通红，尖声高喊："圣仙子安妮！"可是，医生的妻子却面色发青，叫道："塞莱斯蒂纳！"

为什么会发生这样的事，两个人都不明白。不过，两人在交谈之中逐渐厘清了这个人偶所具有的悠长历史。这个人偶已经差不多八十多岁了，它本来生于法国，归一个叫塞莱斯蒂纳的小姑娘所拥有，还起了和小姑娘一样的名字，是她珍爱的宝贝。当小姑娘长大之后，把人偶送给了与自己同样名为塞莱斯蒂纳的女儿。就像这样，人偶被代代相传，被珍惜、爱护着。但是，当传到不知道是第几代塞莱斯蒂纳的莱茵医生妻子这里时，她还是个少女。第一次世界大战期间，她在四处奔逃之时不小心把人偶弄丢了。来到法国的英军士兵中有一个人捡到了它，把它作为送给女儿的礼物带回了国，并取名叫圣仙子安妮。这个士兵的女儿后来也结了婚，继承人偶的正是她的女儿凯西。

这个人偶生活在一代又一代的塞莱斯蒂纳的时间循环中，最后，成为将英国时间与法国时间联系在一起的纽带。"问题女孩"凯西提出的"问题"，以人偶为媒介，由一位法国女性做出了解答。此时，莱茵医生的妻子和凯西感受到了灵魂深处的"链接"。从那之后，她们选择在一起生活。

这部作品，在作者心中留下印象最深刻的一句话是，"圣仙子安妮是凯西的全世界"。人们只是认为，凯西拥有一个人偶，因而认为，那个人偶可以随时被别的东西取代，但其实并不是这样的。在心理治疗师看来，对于凯西，人偶是全世界，也就是说，是人偶将凯西包裹其中的；人偶是凯西灵魂的具象，因此，它对凯西来说是最重要的东西。通过实际感受并接受这个复杂的事实，人们才能够学会在深层次上与他人分享这个世界。

心理治疗的临床经验告诉我们，如果大人们能理解孩子的"问题"及"叛逆"行为的心理意义，就不会轻易地嘲笑他们"幼稚""天真"和"古怪"了。

## 四、同类影片推荐

### 维尔博

#### （一）内容介绍

莎拉是一个 15 岁的女中学生，她的爸爸是一位工程师，妈妈是一位职员。很长一段时间以来，莎拉在学校常常心不在焉，有时迟到，甚至旷课，在学校外出活动的时候还私自离队而破坏了大家的出游计划，常常遭到老师的批评和同学的笑话、指责。在家里，妈妈觉得莎拉不现实、状态不好，希望能看到状态最好的女儿，而沙拉觉得跟妈妈之间难以沟通，妈妈不理解她，有些问题就藏在心里。爸爸工作很忙，经常很早就去上班，他们很少碰面，当她给爸爸打电话时，莎拉不知说些什么，爸爸则听得不耐烦。

莎拉感到非常孤独，她总感觉内在有一种力量在驱使她关注并思考着关于人的行为、言语、意识等问题，明知没必要想，但控制不住。有一天晚上，莎拉没在家，第二天上课也迟到了，她的谎言被戳穿，受到老师的批评以及妈妈指责，她处于孤立无援的境地。

莎拉在得知爸爸的公司要把一所房子推倒之后，想要阻止这件事，但当她做好准备再次来到这个房子的时候，发现推土机已经把房子推倒了，她伤心地哭了。她很绝望，想从窗户跳下去。在跳下去之前，她任由手机铃声响个不停，莎拉的内心经历了复杂的心理斗争，仿佛经历了一场惊心动魄的战役。之后，莎拉庆幸自己没有跳下去，她接起朋友戴李奥的电话，话语中洋溢着轻松与期待。

第二天早上，沙拉赶在爸爸上班前起床，拥抱了爸爸，并给了爸爸一张图纸，后来被爸爸采用做了汇报，爸爸也被莎拉的领悟触动到了。然后，她跟妈妈有了愉快的交流，她告诉妈妈伤痛可以治愈我们，她要成为自己，她能让一切改变，并表达了对妈妈的爱。走在去学校的路上，莎拉感觉到自己的人生开始了。

在课堂上，老师请同学起来读第八章，没人应答，莎拉主动站起来，这可是破天荒的事情，老师一脸无奈地请她坐下，同学则笑话她。但莎拉坚定地向大家解读第五十章的内容："无论你是谁，当你注视着悲伤之河，如果你要获得一些东西，这些东西藏匿在黑暗的液体之下，让我们看到你的勇气吧，接着抛出沉默，将你自己抛入黑色之流，直到全身湿透，一遍又一遍，直到你的生命有所获得，如果这不是的话，要表达愤怒，然后继续走自己的路，因为如果你不能，你将一钱不值，也看不到美丽的风景，也无法遇到未知的自己，更无法获知书中最大的智慧。"她说："我怀着巨大的虔诚与悲伤的心情将这些说出，因为这不仅仅是读几个字的问题，你们一定是觉得我疯了，但我清醒得不得了，我只是想说出来，不想隐藏。这是一首歌词，在北冰洋的风景当中，在任何一个国家，任何一个地方，甚至每一条街道上，别让美好与真实死去。"她已经完成行动起来这关键的一步。

课后，莎拉与戴李奥一起用心去观看这个城市，她已经知道自己是谁了，他们要一起找回美。

(二) 精彩看点

作者在临床心理治疗工作中经常遇到这一类青少年，他们一度被"我是谁"这个问题所困扰，老师和家长的教育、心理咨询师的帮助似乎并没有起到作用，然而，却在某些机缘巧合之后发生从毛毛虫到蝴蝶的蜕变。影片中的莎拉就是如此。

《维尔博》这部影片告诉我们，在思考人类的存在时，除了身体和心理这一二元领域外，还应该假定存在着第三领域，这个领域是由前两者共同构成的一个整体。影片中莎拉的身体和心理似乎都没有问题，但由于她未能和自己的第三领域顺利地接触，所以产生了各种痛苦。她幻想中出现的各种人物，难道不可以理解为第三领域的使者吗？虽然我现在还不能详细并确切地描述第三领域，但它自古以来都被称为"灵魂"（相当于分析性心理学中的"原型"）。

从荣格派分析性心理学和超个人心理学的观点看，现在的孩子在长大成人的过程中，因为无法思考"灵魂"/"原型"这个问题，所以才产生各种各样的问题。如果能像史前社会成人仪式时那样，社会上的所有成员都相信，祖先灵魂或神灵等超凡者的存在就好了。如此，通过这些超凡者，才可能在集体层面发生修炼者"实际存在条件的根本性变革"。但是，现代已经无法发生这种集体性变革，只能是每个人独立长大成人。这时，每个人都必须通过自己的方式触及自己的"灵魂"/"原型"。

认识到超越自我的存在，是长大成人必需的基础。荣格的女弟子玛丽-路易丝·冯·法兰兹曾经告诫道："如果我们无法意识到心灵深处具有自主生命的种种原型，那么后果会是：即使这些原型似乎并不存在，它们的毁灭力量，实际上已经濒于一触即发的程度。一个不再尊敬、信仰或供养着原型的社会之所以会充满各种替代品、各种病态可笑的政治诉求、各种'主义'、各种致瘾药物，其原因就在于此。"的确，分析性心理治疗的经验告诉我们，如果我们与内在的原型失去联系，那么灵魂深处不再受人信仰的"神"就会失去生命力，变得麻木不仁而无所作为，相应的，人的大脑自然而然就会被各种具有毁灭性的事物霸占了。

需要注意的是，作者这么说并不是要你去信仰某种特定的宗教或者归属某一教派，虽然有时这样做对改善心理健康有所帮助。

下面借用心理治疗中的"意象对话"，对影片中莎拉的蜕变过程进行一下解读。

首先，莎拉想到了自己的痛苦经历，和一些消极自杀的人们，想到爸爸妈妈即将死去，想到自己也受到死亡的威胁，内心非常恐惧。这时，她的内心发出了一个声音：要理解你的痛苦，直面你内心深处的痛苦，发现自己内心深处的恶念，然后打败它。只有那些在黑暗中生存过的，只有那些与死亡、孤独搏击过的，才会照亮内心的自己。她发现自己害怕死，内心有一股帮助她抵挡死神的力量，自己就像站在十字路口，有很多种选择。她仍旧感到迷茫，不知道选择什么。

她的内心发出另一个声音：你就是个废物、一无所用，你就是一个畸形的怪女孩。当她感到沮丧时，心中想道：你将看到无限的可能，选择让你的人生更自由，谁说现实不能改变呢，你要成为你想看到的那个改变，你要发现你的力量，将自己藏在一切当中，战胜你的恐惧吧，保留自己所想的，抒发你的想法、爱、柔软、痛苦、愤怒，用你的词填充它，去觉察，去呼吸，感受在脚下的路，这些都是治愈你的良药，文字是你的力量，进入那个让你成为你自己的区域吧，做你自己。

这时，打击的声音又出现了：你这个女人，根本不值得我们去惋惜，根本不可能帮助自己成长。莎拉发出反击：你在说什么呢，你一直在打压我，除此之外，你什么都没做，我已经受够了。当她抒发出自己的愤怒时，愤怒不再成为她对自己的威胁，愤怒都微笑了。

尽管心中的想法有所改变，但莎拉仍处于一片黑暗之中，她仿佛看到了脸上满是钉子的自己（我们姑且称之为莎拉2），在向自己挑战。

莎拉2：让我去死吧，我已经忍受不了了，我已经筋疲力尽，终止这种痛苦吧。这种空虚，这个深渊，让我无边无际地苦苦行走的深渊，没有信仰，也没有希望，没有目标，给我理由，给我一个理由就够了，我一个都找不到，你的生活并不如你所愿，整个世界都很丑陋，很不公平，令人沮丧，非常痛苦，残忍至极，自私冷漠，空虚、害怕，我还不如去死。

莎拉：我又回来啦，现在我要为我自己拼命了，我会打败你的，我来就是为了阻止你。

莎拉2：你太可怜了，你也就能扛那么几分钟而已，你总是在逃避，然后屈服，没有人在乎你。

莎拉：不，我会守护我自己。

莎拉2：你不能，你总是分裂。

莎拉：我会完好无损。

莎拉2：你掉下去吧。

莎拉：我会高高升起。

莎拉2：你很痛苦。

莎拉：是的，但我能战胜。

莎拉2：每件事都会伤害你。

莎拉：但我会善待我的伤口。

莎拉2：你已经输掉了生活本身。

莎拉：是的，我输了，但是我也学到了，我喜欢这样。

莎拉2：但你毕竟受伤了。

莎拉：我接受这个冒险，有时候我会赢你的，我决定了，我就是我自己的主宰，我是我自己的肉体，我说话，我做一切事，我都会成长，我会做出选择，我会做出改变，我会为自己奋斗，我会感受。

经过这一番对话，莎拉2消失了，莎拉头脑中的黑暗也随之退去。

## 如何解决生命中的既定

### 一、剧情回眸

芭洛玛是一个11岁的法国女孩，住在巴黎有钱人的豪宅里。芭洛玛的父亲保罗乔斯，曾任部长，现为国会议员。他是个大忙人，忧国忧民，聪明出色，虽尚称顾家，但常常不称职。芭洛玛的母亲是个家庭妇女，十年来密集接受过各种治疗，如心理分析、抗焦虑、抗干扰和戒香槟，她隐约知道绿色植物的装饰作用，却把植物当成人在说话。芭洛玛的姐姐是"缸中金鱼"理论的典型人物，一心想着别像她母亲那样神经质，想要比她父亲还出色，生命对她而言是一场永远的战争，击垮对手，赢取胜利。

芭洛玛自幼就给人一种怪怪的感觉，她感觉人的生命都是既定的，一辈子都会困在金鱼缸里，跟老撞同一扇玻璃窗的苍蝇一样，人们也都把时间耗在金鱼缸里。由于她不想过这种"金鱼缸里的生活"，所以想在12岁生日那天自我了断生命。

然而，芭洛玛并不会因为决定要自杀，就任凭自己像根烂青菜一样腐烂、败坏。她说："重要的不是死亡，也不是几岁死，而是死亡的这一刻，你在做什么。在谷口的漫画里，主人公死于攀爬圣母峰。我的圣母峰，则是拍一部电影，拍一部生命为何如此荒谬的电影。别人的生命，还有我的生命。就算一切都没有意义，好歹精神上也得战胜它。"

从做出计划那天开始，芭洛玛一有空就托着父亲给她买的那台摄像机开始拍摄身边的人、事与物。

有一次，邻居猝死，整栋楼的人都惊动了，大家谈论着、互相帮忙着，而门房养的猫趁机跑了出来，芭洛玛把猫送回家，发现一向沉闷的门房却在阅读文学著作。看着人们在料理邻居的后事，芭洛玛觉得这不就是"在金鱼缸中度过一生，最后终结于尸袋之中"吗？

在回家的楼梯上,芭洛玛模拟自己"因突发心脏病死去"。她也曾想过捅死自己,从窗台上跳下去,但这样会很痛苦。回到房中,芭洛玛画了"生命方格"。她要每天画上已用去的时间。在她的心中,夜晚熄灯后"追逐星辰,莫似金鱼在缸中了此残生"。

芭洛玛每个礼拜都会从妈妈的药盒里偷一粒抗抑郁药藏起来,原因是"服用过多的抗抑郁药足以致命"。

芭洛玛家来了一位新邻居叫小津格朗。有一次,因为电梯的故障,在电梯里初次相见的两个人有了一点时间可以聊上几句,他俩都认为门房米谢尔太太不是一般人。在芭洛玛的眼中,米谢尔太太像一只刺猬,浑身是刺、一座如假包换的堡垒,但却让人感觉她只是故意装得很懒散,其实内心跟刺猬一般细致,性喜孤独,优雅得无以复加。此后,芭洛玛特意以米谢尔太太为研究的对象。

的确,米谢尔太太在丈夫因病去世之后生活在"两种身份"之间。在人前,她把真正的自己封存起来,表现得跟门房这一角色非常匹配:又老又丑,脾气暴躁,总是坐在电视机前,身旁套着针织套的抱枕上还有只肥猫在打呼噜,外加砂锅里的味道四溢。在私下里,她躲在密室里专注地研读弗洛伊德、胡塞尔现象学、中世纪哲学……她保守自己的秘密,告诉自己"我必须对我的一切缄口不言,而且绝不能把脚踩进另一个世界"。她小心翼翼地不和这个世界打交道,她一直在躲着。这一点与芭洛玛非常像,她也是一直躲着,总是让家人寻找。

在儒雅的小津先生鼓励之下,米谢尔太太开始收拾自己的形象。美好即将开始,不幸却又再次降临在她身上。一个清晨,她出门办事,想要阻止在马路中央傻玩的流浪汉时,被一辆疾驶中的小车给撞飞了。此刻,从未好好看过她的邻居都在为她难过。这时,芭洛玛惊讶地发现,曾被自己喂下妈妈吃的药片的金鱼,却奇迹般地在米谢尔太太家安然无恙,她把金鱼带回房间。看着金鱼，芭洛玛不自觉地流露出一个真实的笑容，她通过他人的人生获得了"重生"。

## 二、剧情解读

这是电影《刺猬的优雅》里的故事。

影片中的女孩芭洛玛把学习的时间全都用来装笨，她小小年纪就从身边往来堪称优雅的人身上看透了生命的荒谬与空虚。芭洛玛母亲的人生哲学有些类似于"中国式的养生"，强调节约能量。例如，她有一次在亲友聚会的餐桌上是这样表达观点的："我小时候，还以为每个人一生下来，说话都有配额，要是忘了给我们说话配额，每个人就会天生都是哑巴，我不知道自己有多少话可以说，有好一阵子，我都尽量少说。"

在小津先生家里，芭洛玛和他下围棋的同时，在脑中幻想着一起下棋的小津阳子，她是"小津格朗先生的孙女，多金，日本大家族唯一的继承人，往后会中断学业，嫁给家财万贯的银行家之子。在戒毒治疗三天后，她会在一尘不染的家中，拉扯大四个孩子。小津阳子最后会以离婚收场，变成罹患抑郁症的酗酒的亿万富婆"。

显然，这些人生都是芭洛玛无法认同的。一方面，她对"命中既定"非常恐惧，所以才想自杀；另一方面，芭洛玛又想："万一能让自己成为自己尚未成为的样子呢？我能让自己的生命变成不是已经注定的那样吗？"

就这样，芭洛玛为了避免搞错为什么而死，决定不再浪费剩余的七个月生命，试图寻找一个理想，明白一些事情，让剩下的生命变得有些意义……

幸运的是，芭洛玛在门房米谢尔太太身上看到了如何解决生命中"既定"的方法。在米谢尔太太被车撞死的那一刻，芭洛玛在想："一切戛然而止，这就是死吗？再也看不到你爱的人，如果这就是死的话，那么真的跟大家说的一样，是个悲剧。重要的不是死，而是我们死的那一刻在做什么，荷妮，你死前那一刻在做什么呢？你准备好要爱了。"

是的，存在主义心理治疗的经验告诉我们：爱是"存在性困境"的解药。

### 三、延伸与思考

理解女孩的"自残"行为

最近几年，因"感受不到意义、感到孤独、感到被困住"而来心理卫生科就诊的青少年越来越多了。这类个体从表面上看像是患上了抑郁症，然而使用抗抑郁药治疗却无效。有学者把这种现象称为"空心病"，而作者更愿意把此归为"存在性困境"。有些类似影片中的芭洛玛，这类个体经常用"自残"的方式来缓解"存在性"痛苦。

作者尽管没有进行过确切的人口学数据统计，但据临床初步观察，自残现象多见于年轻的女孩。世界上许多研究结果也证实了这一观察。例如，在英国，针对年龄在14~18岁少女所进行的调查结果显示：大约10%的人曾经在某个时期有过自残行为。法国的心理学家罗伯特·纳伯格在总结自残的研究数据后得出结论：少女容易受到自残行为的影响，80%的自残者都是女性，年龄最小的只有14岁；随着年龄的增长，自残行为的频率增加，直到20岁之后才会显著下降。不过，作者在临床中观察到，自残现象在女大学生中也非常常见。这似乎表明了一个观点：自残行为与女性青春期的特点可能有关。

女孩们为什么会选择自残的方式呢？

法国有一项研究发现，自残的女孩都有过身体遭受侵犯的先例：这些病人中大约有一半曾经遭受过性侵。其他相近的因素如被家庭和学校忽视了、遭受不公平的待遇、学业和交友方面出现问题了、出现情绪障碍了……这些因素都可能会造成自残行为。加拿大的一份研究表明：女子监狱中的自残行为频率要远远高于普通大众，这种集体收押等处罚会导致一些轻度罪犯产生自残行为，她们在这里往往受到极不公平的待遇。

从深度心理学和存在主义心理治疗的角度说，这些因素都是表面现象或者说诱因，自残行为还与自残本身有关，例如：针对自己的极度愤怒，述情障碍（无法表达自己的情感），孤独、限制、无意义等"存在性困境"。

作者每次都会问自残的来访者："当时是什么样的感觉？""什么时候会停下自残的行为？"许多女孩会回答："看到流血或感到疼痛时，有种爽的感觉，情绪也改善了，自然就停止自残了。"还有些女孩说："平时觉得自己像行尸走肉，自残的时候，我证明了自己还活着。""这是我的身体，我之所以这么做，是为了证明我的的确确是活着的。"

作者曾经在《过禅意人生：存在主义治疗师眼中的幸福》一书中写道：自残本身的行为与许多成瘾的背后机制类似，是当事人通过自残来寻找存在感，摆脱"存在性困境"的自我"疗愈"行为。这种行为之所以能减轻内心的痛苦，是因流淌而出的鲜血代替了泪水。在西方文化语境中，自残行为类似于"神判行为"，都是主体为了寻找存在的权利而强加给自己的考验，并且由来已久。例如，在玛丽·居雅尔（1599-1672）的告解中就有所体现："我很早就开始了苦修，这一切对我来说不算什么。"在东方某些宗教的文化中，苦修的目的是为了"脱苦"。中国古代的女人裹小脚现象或许也是存在着"通过自残来寻找存在感"的成分。

从心身相关理论看，这些自残的女孩对身体与心理之间的关系提出了非常明确而又关键的问题：身体与心理之间不只是一种机体上的联系，而是文化上的，是一种我们在孩童时期和青春期通过个人隐私的概念习得的联系。正如存在主义心理治疗理论中"自由与限制"的辩证关系所说，这种联系是一种有条件的自由，我们被赋予了使用身体的自由，但这种自由不仅要受父母、社会、文化、宗教等强加的限制，还要受到来自身体本身的限制，例如，身体会自主地衰老和退化。

从心理治疗的临床看，那些自残的女性往往具有一种将身体与心理分割开的能力。例如，对于曾经遭受过性侵的当事人，她们为了生存下去而躲藏到内心世界中，换句话说就是，她们在放弃身体、任人踩躏的时候保护自己精神上的私密性和纯洁性。这意味着对精神和身体联系的放弃，人类有能力做到这一点。这种观点也适用于一些从事卖淫生涯的女性。电影《逃离赌城》《被遗弃的松子的一生》《撒玛利亚女孩》中的女主角不就是如此吗？

因此，从深度心理学的角度说，我们可以将自残行为解读为重新建立精神与身体联系的尝试，通过自己强加给身体，与身体一同感受的痛楚来证明这具身体依然属于她们自己；她们试图通过自残的痛楚来感受身体与精神融为一体的快乐。这或许正是她们每次在感到紧张、孤独和愤怒时自残的原因。通过制造痛楚，将自己与身体联系起来，能够让她们获得存在感或者快感，得到一种"天人合一"的愉悦。

总之，在存在主义心理治疗者看来，自残是个体在无意识层面针对某一特定问题进行自我"疗愈"的尝试。当然，这种"疗愈"要付出代价，而且效果不好，个体还是要去心理卫生科就诊，与心理治疗师探讨如何用建设性的方法来应对身心痛苦。

## 四、同类影片推荐

### 阳光小美女

（一）内容介绍

7岁的美国小女孩奥丽芙·胡佛一直梦想着能够参加全美的"阳光小小姐"比赛。她本来在初赛中获得了亚军，后来被意外告知获得冠军的那个女孩因服用减肥药而被取消参赛资格，于是她便取得了前往加利福尼亚州参加比赛的机会。

胡佛一家6口人都各有各的烦恼。奥丽芙没有出众的外貌和才华，虽然刻苦训练，但对比赛还是不太有把握；爸爸理查不断推销自创的"九步成功法"成功学，最终却不幸到了濒临破产的局面；哥哥德维恩比较内向、封闭，为了考上飞行员立下了不说话的哑誓；舅舅弗兰克是一位卢斯特研究学的学者，也是一位同性恋者，因为自己的恋人跟同事跑了，失恋后自杀未遂；

爷爷埃德温是一个因吸毒、好色而被养老院赶出来的"流氓"。在一家人中，只有妈妈雪儿相对正常，每天围着家庭转，处理着家庭中一切的琐碎事务。

这个家庭经常产生各种各样的矛盾和冲突，但在得知女儿奥丽芙即将参加"阳光小小姐"选美比赛后，家人们便暂时放下了一切个人恩怨，而团结协作带着奥丽芙从阿尔布开克自驾前往加利福尼亚。

途中，一家人遇到了各种各样的麻烦。胡佛一家的大众汽车已经非常破旧，几乎到了报废的程度，可是由于经济困难，就只好凑合着使用；舅舅到加油站购物，偶遇旧情人和情敌，感到十分尴尬；爸爸自创的"九步成功法"被合作伙伴斯坦抛弃，面临破产；爷爷晚上在宾馆睡觉时，因吸毒过量抢救无效而不幸去世。一家人为了能及时赶到加利福尼亚参加比赛，拒绝料理爷爷的后事，悄悄地将爷爷的遗体放在汽车后备箱里；奥丽芙给哥哥做色盲测试，却意外发现哥哥竟然真的色盲，这就意味着他失去了成为飞行员的资格，他感到非常绝望。但是，一家人依然团结一致赶赴比赛现场。

最终，他们赶到加利福尼亚时，虽然时间上晚了几分钟，但在舅舅的调解下，工作人员同意让奥丽芙参加比赛。他们看到那些气质非凡的参赛选手们，爸爸和哥哥为了维护奥丽芙的自尊，打了退堂鼓，劝说妈妈带着奥丽芙返回，但是，妈妈却选择仍然相信奥丽芙的能力。轮到奥丽芙上台了，她的表现非常糟糕让台下的评委们大跌眼镜。评委们要求奥丽芙停止比赛，但家人们为了让奥丽芙完成表演，纷纷走上舞台和奥丽芙一起"胡闹"。虽然这场表演显得非常逊色，但一家人的笑声、吵闹声依然赢得了观众们的掌声。

最后，胡佛一家因在赛场上的这场闹剧而被禁止再次参加"阳光小小姐"比赛，奥丽芙也没能如愿以偿地获得冠军。但是，一家人却和和美美地坐着汽车踏上了回家的路。

## （二）精彩看点

与影片《刺猬的优雅》里芭洛玛的家庭相反，《阳光小美女》中奥丽芙的家庭很贫穷。然而，恰恰在这样的问题家庭中，不仅小女孩奥丽芙感受到了被爱，其他人也实践了一把"别样的成功"，成为自己。影片中是这样说的："世界上有两种人，成功者和失败者，在你们每个人的心中，你们内心深处，都有一名成功者，等着被觉醒，被解开束缚，冲向世界。"

当奥丽芙的哥哥德维恩意外得知自己患有色盲时，感到非常绝望，同舅舅弗兰克展开过一段谈话。弗兰克向德维恩讲了一个关于马塞尔·普鲁斯特的故事：他是一个法国作家、一个彻头彻尾的失败者，从没有过一份真正的工作，却有着一段得不到回报的单相思、同性恋；他花了20年时间写了一本书，几乎没有人阅读。他的人生是如此失败，但他可能也是自莎士比亚之后最伟大的作家。他在晚年回首往事，审视从前所有痛苦的时光，觉得痛苦的日子才是他生命中最好的日子，因为那些日子塑造了他。同样的，痛苦的日子也能塑造我们，只要我们不向痛苦屈服。

是的，从存在主义心理治疗的角度说，我们每个人都是独立的个体，世界上没有标准的人生。从某种程度上可以说，面对人生荒诞和苦难的能力与态度恰恰是生命的意义所在。这也是上述两部电影想要传递的共同信息。

# 退步原来是向前

## 一、剧情回眸

杏奈姑娘12岁，是一个被人收养的孩子。杏奈在札幌上初中，她将自己归为圈子外的人，对旁人充满了抵触。她讨厌自己，觉得所有的快乐都与她无关。因为她情绪一直不好，哮喘病反复发作，杏奈的养母在医生的建议下将她送到了乡下的叔叔阿姨家过暑假。然而，在杏奈的心中，她觉得是因为养母不能忍受要照顾她而将其送走。

乡下的阿姨是一个乐观开朗的人，她很享受汽车开过坑洼路后引起的颠簸，并大笑着说路还没有修好。杏奈虽然内心与他们疏离，但是表面上仍然很有礼貌。她在路上看见一座废弃的高楼，叔叔告诉她那是一个废弃的谷仓，杏奈对此充满了好奇。

有一次，杏奈在走下坡路摔倒时，看见有一座很美丽的大宅在滩涂的对岸，她觉得这个宅子似曾相识，于是趟水来到河对岸，她刚在宅子里待了一会，就发现涨潮了，幸亏有一个老伯伯撑船载她回来。杏奈问起那座大宅的事，阿姨说那是一个废弃的别墅，以前是供外国人居住的，现在已经很久没有人居住了。杏奈当晚做了一个梦：她站在大宅下，透过窗户看见有一个美丽的姑娘坐在窗前，一个老婆婆在帮她梳头。杏奈醒来后又来到滩涂边对着大宅子写生。

阿姨带着杏奈去拜访邻居，邻居邀请杏奈和她的女儿信子一起参加不久后举办的七夕节活动，阿姨连忙说自己女儿的浴衣刚好可以给她穿，杏奈嫌她们多管闲事，但还是答应了。晚上，杏奈再次梦见了那个女孩。

七夕节那天，杏奈穿着浴衣与信子一起写了愿望祈愿，信子抢走了杏奈写着愿望的纸条，她看见上面写着：希望自己每天都过得普通点。信子不理解，却突然发现杏奈的眼睛很漂亮，带点蓝色，她向朋友说起这件事。杏奈无法忍受信子的行为，骂信子"胖猪"，信子惊呆了，但随后说让她们重新和好。杏奈推开信子，跑到了滩涂边，她又陷入深深的自我厌弃中：我就是这样令人不悦。杏奈在滩涂边睡着了，她又做了一个梦：杏奈刚要离开却发现有一条空船，她自己撑着船想要去对岸的大宅，却在半路上发现撑不动了，此时，宅子里的女孩玛妮出现了，她帮助杏奈将船拉到岸边。她们开始交谈，女孩说自己一直在这里，常常看到杏奈出现，想跟杏奈成为朋友。她送杏奈回去，并要求杏奈对此事保密。

还有一次，杏奈被人发现再次睡在滩涂边，而这时她又在做美梦：杏奈去了滩涂，发现女孩玛妮撑着船来接她。女孩说杏奈也需要练习，她开始教杏奈划船。杏奈跟玛妮说，她是因为有哮喘病被阿姨嫌弃而送到乡下（杏奈称呼自己的养母为阿姨）。玛妮说自己是独生女，杏奈很感慨。如果自己有兄弟姐妹该有多好。玛妮又问杏奈叔叔阿姨家的生活如何，杏奈没有回答。玛妮说她父母在举办派对，便将杏奈带到派对上，并给杏奈披上了披肩，把她打扮成卖花的小女孩。杏奈在派对上不仅看到了玛妮的父母，还看到了玛妮与和彦一起跳舞。杏奈对这种场景无所适从，于是，她一个人来到外面，玛妮也跟着出来了，她邀请杏奈一起跳舞。

就这样，杏奈在睡梦中与玛妮一起度过了许多时光：两人互相鼓励、互相安慰、彼此谅解……

在暑假结束时，杏奈的养母来乡下接她，她很开心，并开始喊养母为妈妈。养母发现杏奈变得很开朗又很有精神，她就告诉了杏奈福利金的事，她说即使没有福利金，也一样会抚养杏奈，并给杏奈看了她刚来家里时手里握着的照片（梦中玛妮住的大宅院），告诉她，这是她外婆的。照片的背面写着：我最爱的家，玛妮。杏奈看着这张照片，泪流满面。她与心灵深处的玛妮一起学会了成长，学会了爱。

## 二、剧情解读

这是电影《记忆中的玛妮》里的故事，改编自英国小说家琼安·罗宾森的同名小说。

影片中的杏奈是个内向、自卑又孤独的姑娘，她是这样描述自己与社会的疏离的："这个世界上存在着用眼睛看不见的魔法圈，圈子分成圈外和圈内，我是在圈外的人。"从表面上看，杏奈是个"乖孩子"，尽管内心有一百个不愿意，但她不会反抗。从分析性心理学的角度说，或许她的哮喘病就是来源于这种压抑。

杏奈的养父母、学校的老师和同学其实对她都很友好，由于她的情感处于压抑状态，所以一直感受不到。但在乡下居住期间，她感受到了那份真心。例如，信子的母亲来家里告状说杏奈是不良少年时，阿姨回了一句："那孩子才不是不良少年呢？"对杏奈来说，阿姨的这句话说得如此自然和真诚，所起到的疗愈作用可能比看一次心理医生还有效。而且，阿姨的处事方式在人前和人后是一致的，当杏奈出现在她面前时，阿姨也没有责怪她，只是看到杏奈的裙子脏了，就自然地说："先洗个澡吧。"同样的，叔叔对杏奈也表现出自然、随意和真诚。

在这样宽松的环境之下，杏奈可以随心所欲地做白日梦。从荣格派心理分析学或者超个人心理学的角度说，影片中的玛妮是杏奈心灵深处的另一个自己，或者是其潜意识中的外婆、母亲等意象。这些意象不可能在一个人清醒时出现，只能在生病、做梦、积极想象、正念冥想等意识减弱的状态下浮现出来。

杏奈把带有"玛妮居住的大宅子"的明信片寄给了养母，并在明信片的背面写道："今天在阳台上看出去的风景很美，希望你也能看到。"装修大宅子的小女孩彩香给杏奈看了一幅画，画的背面写着："送给玛妮，久子赠。"没多久，养母也给杏奈看了她刚来到家里时手里握着的照片（与梦中所见的"玛妮居住的大宅院"一样）。或许很多人会认为这是巧合或者是小说家有意安排。然而，如果让心理分析大师荣格来说，他会告诉你这就是"共时性"或"历时性"现象，是人类集体潜意识中共通的成分。

当然，我们也可以把玛妮理解为传说中的人物，对孤独的孩子具有疗伤的作用，久子女士说："那是一段令人心酸的事，以前玛妮生活在湿地大宅，但她其实是被丢在家里的，她常常被帮佣的婆婆和姐姐欺负，有一次，她被带到谷仓，是和彦救了她，他们长大后终于离开此地，之后在札幌成了家，两年后，他们的女儿绘美里出生了。但是，和彦却因病去世，玛妮受到打击去了疗养院，绘美里则被送到寄宿学校。后来，母女两人的隔阂越来越深，绘美里离家后与一个男孩子在一起生活，她还生了一个女儿，不久，与丈夫双双遭遇车祸不幸去世。玛妮将外孙女带回家抚养，她下定决心，不让这个孩子感到寂寞，但是，她因为受不了绘美里去世的打击，一年后，还是患病去世了。她虽然是个寂寞的人，但还是很努力地活着，一直用笑脸幸福地面对未来。"

总之，在心理治疗师的眼中，影片中的杏奈在退步中得到了疗愈。

**三、延伸与思考**

"退步"具有心理意义

"退步"是分析性心理学中的一种心理机制。例如，四五岁到八九岁的孩子在弟弟或妹妹出生之后，希望自己也能像婴儿一样被母亲宠爱，便会忽然开始像婴儿一般说话，或者忽然尿床。换句话说就是"退步"到了成长之前的状态。大人有时也会忽然变得孩子气，做些像小孩的事情，或者出现工作偷懒之类的情况。

我曾经接诊过一名初中女生，她突发失明，各种躯体检查未见异常，后来她被转至心理科就诊。孩子跟医生说着说着就流下了眼泪，觉得父母对她不好，对弟弟更好，总是不开心，在学校她希望与同学关系好一点，但似乎总是不太受欢迎，还觉得自己什么都不好，长得不够漂亮、没什么特长。虽然学习成绩还可以，但又没什么用，而且现在学习成绩也下降了。经过心理支持和暗示治疗，其症状消失了，但过了一个月又复发了。自发病后，其父母处处小心翼翼，却仍不能让她满意，于是症状又出现了。后来，父母受不了她的折腾，又开始恢复老样子，忽视她，不理睬她，因此症状就不太容易治愈了。

这就是"退步"的极端表现，在精神医学中称为癔症或者分离转换障碍。精神分析的理论认为，个体面对自身难以忍受的行为、思想、情景时，会产生强烈的精神冲突，进而导致癔症。患者虽存在夸大和表演性，但躯体症状是实实在在的。影片中杏奈的哮喘病也是如此，是心理需求没得到解决后转化成了躯体疾病。

按照荣格的理论，"退化"代表着本来存在于自我之中的力量渐渐地流逝到下意识中。这时，人会因为力量的减弱，失去自我控制力而出现各种退化现象。例如白日梦、非现实的空想、沉醉于情感之中，有时，甚至会有妄想等极端的病理现象出现。从精神医学角度来说，退化是一种病理现象。但按照荣格的观点看，退化并不一定代表生病，而很有可能是因为心灵在发展创造性时速度过快所致。当自我因为退化而与下意识接触时，当然会遇到病态或者邪恶，但同时也有向未来发展或者萌生新生命的可能。影片中杏奈的脱胎换骨就属于这种情况。

因此，对处于"退步"状态的个体，如果予以宽容、理解的态度，处理得当，那么他们可能在恢复后会取得更大的进步；如果处理不当，那么这些个体将长期处于神经症甚至精神病的状态。例如，在学校遇到学业或人际交往方面麻烦的孩子，他们可能开始喜欢在家养小猫、小狗、金鱼等小动物，如果这时的父母允许甚至参与到一起养小动物中来，那么孩子可能就慢慢地走出了困境。日本的哲学家鹤见俊辅曾经在和小学生座谈的时候提问："你们开心的事是什么？"孩子们异口同声地答道："和动物在一起的时候。"这个回答让他很吃惊，鹤见俊辅在慨叹现代人际关系糟糕的同时，得出了这样的结论："与其希望人与人之间的关系不再糟糕，亲近动物、植物及风景，似乎是一个更值得依靠的方法。"相反，如果父母这时责骂孩子说："成绩都那么差了，不好好学习，还有心思玩啊！"那么孩子的状态只能是越来越差，生活也越来越封闭。所以，作者经常在心理治疗室跟父母们说："白日梦是有意义的，不要着急，给你孩子充分的时间和机会。"

记得作者曾在《和心理医生看电影.理解篇》第一章中引用过一个精神病患者杰罗姆在心理学家莱茵这里治疗和康复的经历：独自躺在床上足够多的时间，在不被打扰的情况下从1开始连续数数到100万，然后再回到1，他才能获得"自由"。作者有一个亲戚也是如此，患精神病多年，反复在精神专科医院住院治疗，却疗效不好。她长期在家卧床，不与外界打交道，只接受丈夫的照顾。这种状态持续了3年之后，她又恢复了病前的生活。

慈受怀深禅师曾经写过一首诗偈："万事无如退步人，孤云野鹤自由身，松门十里时往来，笑揖峰头月一轮。"意思是：世界上最好的事也比不上懂得退一步的人，他就像孤云野鹤一般保有自由之身，时常往来于松门十里的广大自然风光，峰头一轮明月是知己，陪伴他一同欢笑。布袋契此禅师也写过类似诗偈："手把青秧插满田，低头便见水中天，心地清净方为道，退步原来是向前。"意思是：手上把着青秧要插满田，低头就看见天空倒映在出水中，原来低头就可以看见天空！人世间的事情没有绝对的好与坏，只要心地清净，这个世界就跟着清净，我一边插秧一边向后退步，不知不觉就把青秧插满田了，表面上的退步原来是向前进的啊！

为什么会这样子呢？这是因为：如果从外在退回到内在，回到心的原点，回到人人具有的本来面目，过着符合天性的生活方式，那么个体内在各种亚人格就有发生整合的可能性。影片中杏奈代表着外在的人格、玛妮代表着内在人格，她们俩的整合要么发生在睡梦中，要么发生在发高烧之时。前面介绍的影片《维尔博》里的女孩莎拉的情况也是如此，在内心深处经历了疯狂的活动之后突然痊愈了。

作者曾经被一个案例深深地触动过：有一个父亲，在看到孩子出现严重的心理问题之后，心灵受到"症状"的禁锢。基于爱和信念，他一边带着孩子在各地寻访心理咨询师，同时又亲自和孩子探索一条疗愈之道——跟孩子一起看电影。几年下来,他跟孩子一起看了几百部电影,最终帮助孩子从心灵的禁锢中走了出来,重获自由。

日本东京大学教育学部的佐藤学教授在《学习:死亡与再生》中写过一个真实的故事:

少年S在儿时患有多动症,他会无缘无故地在教室里乱走。有一天,老师终于忍无可忍,把他赶出了教室,S便跑去学校的后山玩耍。

然而,在S升入中学后,却出人意料地取得了好成绩。尽管他居住在濑户内海的一个小岛上,却走出了岛屿,升入外面的高中。

可是,他因为在新学校没有朋友而不合群。他反复与老师对抗,最后连课也不上了。有时他会跑到图书馆读书,有时又跑去音乐室弹钢琴或玩其他乐器,不久,成绩就掉到了最后。

不仅如此,S还会因为脸红、口吃、说不出话等各种神经性症状而烦恼,打算从高中退学,想回岛上的家,渡船却因为台风停航了,他无法返回,于是便一个人去音乐室闲逛。

当时,音乐教师Y老师问他要不要一起听一下巴赫的无伴奏小提琴组曲的第二首《恰空舞曲》的唱片。他说可以,之后唱片中的"那种令人震撼的声音体验,只能用灵魂的升华或者解脱来表达。这位伟大作曲家的作品给我一种堪称敬畏的排山倒海般的感动,把我狭隘的心灵密室击得粉碎,并把它溶解在宇宙的辽阔中"。S后来反复述说当时的感受。

听完唱片,Y老师问S要不要当音乐家,因为他知道S虽然不去上课,却对音乐感兴趣。对此,S虽然感谢老师的好意,却说:"这个我还没有想清楚,但我突然决定希望将来从事教育方面的工作。"

从此,S作为班里的差生开始发奋学习,后来,他如愿以偿地从事了教育工作。

故事中的 S 就是佐藤学教授本人。这个故事还有一段重要的后续。从那之后又过了 25 年，佐藤先生得知 Y 老师要退休了，他埋头写下对那段回忆的感谢信并寄出。一周之后收到了 Y 老师的回信，佐藤做了如下记述："当时 Y 老师也正为迷失了教授音乐的意义而烦恼，他在中断教学生涯的诱惑中，心怀祈祷地摸索和学生共享音乐的道路。"

Y 老师并非为了让学生 S 变好才让他听音乐，而是为了自己的"祈祷"播放了那段唱片。关于这一点，佐藤先生说："老师和我在以《恰空舞曲》为媒介的深深的沉默中，不可思议地交换着象征性体验，这可以说是偶然但又并非偶然。在共同祈祷的人之间产生了邂逅，真像是一次已经准备好了的象征性体验。"这段佳话不正好告诉我们教育方面最重要的东西吗？Y 老师并非想要"教"什么。为了治愈自己的心灵，他心怀祈祷，希望和某个学生共享体验。

总之，在心理治疗师看来，当孩子处于"退步"的状态时，家长和老师们最需要做的是尊重并"等待"这种状态的结束。待时机成熟了，孩子就一定会走出来，而且这期间的耽搁不仅能追回来，甚至在今后的人生中还能出现更大的创造力。当然，这种不丧失期望的等待实行起来确实有些艰难，但这却是最好的"处方"。

## 四、同类影片推荐

### 头脑特工队

（一）内容介绍

小女孩莱莉的大脑里有五位情绪小人：乐乐（Joy）总想逗她开心；忧忧（Sadness）让她感到悲从中来；怕怕（Fear）提醒她远离危险；厌厌（Disgust）让她拒绝吃西兰花，以防身心遭"毒害"；怒怒（Anger）保证她能被世界公平对待。五位情绪司令官一同操纵着莱莉的行为，管理司令部外神奇的长期记忆、潜意识……

莱莉小时候是一个活力四射的快乐孩子，享受着父母的宠爱、朋友的温暖。然而，由于父亲工作的原因，迫使她跟随父母跨越大半个国家，从明尼苏达搬到了旧金山，新环境给她带来了全面挑战。在此时，乐乐因为忧忧随意触碰她的记忆球、将快乐记忆变成悲伤记忆而同忧忧吵了一架，两人误入记忆球输送管道，因而情绪司令部只能由厌厌、怒怒和怕怕控制，莱莉的情绪中没有了开心和忧愁。在去新班级的第一天，老师要求莱莉做个自我介绍，本来这种情况都是由乐乐掌控的，但因为乐乐不在，莱莉的表现没有得到新伙伴的认可，她成为孤家寡人。

而此时，乐乐和忧忧正在记忆球迷宫里寻找出去的路。她们发现，莱莉的搞怪岛、友谊岛、冰球岛、诚实岛和家庭岛正在一个一个地被摧毁，因而她们必须赶快返回控制台拯救这一切。但是，记忆球世界实在是太大了，乐乐想起忧忧之前看过有关记忆球路径的书籍，于是就拖着忧忧一起寻找返回控制台的路。在路上，她们遇到了莱莉想象中的好友冰棒（Bing Bong），冰棒带着她们踏上了返回的征途。途中，她们看到了莱莉的假想男友，走过了饼干小镇、云朵小镇等一系列奇异的地方。她们在途中遇到了许多困难，但是很多时候都是在忧忧的帮助下才能渡过难关。乐乐意识到了忧忧的重要性，开始反思自己从前对忧忧的偏见，毕竟只有忧忧才能回去拯救莱莉。

莱莉在怕怕、厌厌和怒怒的失控情绪控制下选择离家出走。最后一刻，是乐乐和忧忧及时赶回控制台，才避免了悲剧的发生。乐乐把情绪控制台让给忧忧控制，两人一起控制住了莱莉的情绪，记忆球变成了五颜六色的，之前被摧毁的家庭岛、搞怪岛、友谊岛、诚实岛和冰球岛也变成了更精美的模样。而莱莉选择回家了，终于，她忍不住在爸爸妈妈面前哭了出来，把积压在心中的压力尽数宣泄。

（二）精彩看点

与影片《记忆中的玛妮》类似，这部影片的主题也是成长，它帮助我们重新认识自己及自己的情绪。

我们总是渴望快乐、抵抗悲伤，赞扬乐观、鄙视消极，社会也鼓励我们发展活泼外向、积极阳光的"正能量"。然而，并不是每个人都是"乐乐"坐镇中央、排除万难。更多的时候，是由生命中的那些"负面情绪"带给我们力量：悲伤让我们深刻去学习和体验，增加生命的分量；恐惧让我们未雨绸缪，小心驶得万年船；愤怒为我们划清底线，警告外敌不可侵犯；厌恶决定品格，阻挡我们跟风从众而失去自我。快乐的确可能会让我们过得更好，但很多时候，刷视频、玩网游、打麻将、喝酒吹牛、看爽文小说等所带来的"垃圾快乐"会榨干我们的时间、摧残我们的身体、磨灭我们的意志和精神。

也许，我们一开始也像单纯的"乐乐"一样，不明白"忧忧"的存在意义而想要把它排除在外。然而，失去了悲伤的能力，并没有让人生变得完整。于是，我们终将明白悲伤也是生命的一部分。很多时候，正是"忧忧"把我们引向光明。

因此，每种情绪都能塑造我们，只有接纳它们，才能真正地接纳自己。作者曾经在《走出绝望：心理医生教你摆脱抑郁的折磨》一书中专门论述了"情绪抑郁具有进化上的好处"，有兴趣的朋友可以去阅读。

## 第三辑
### 女性的成熟

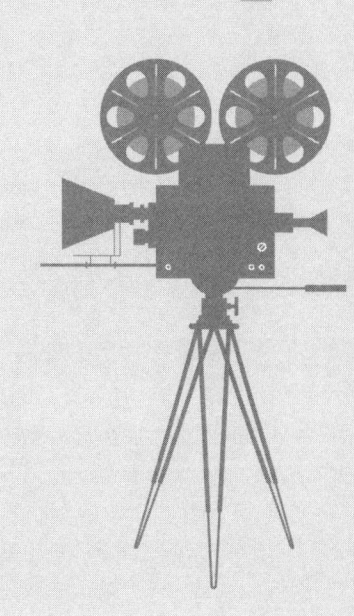

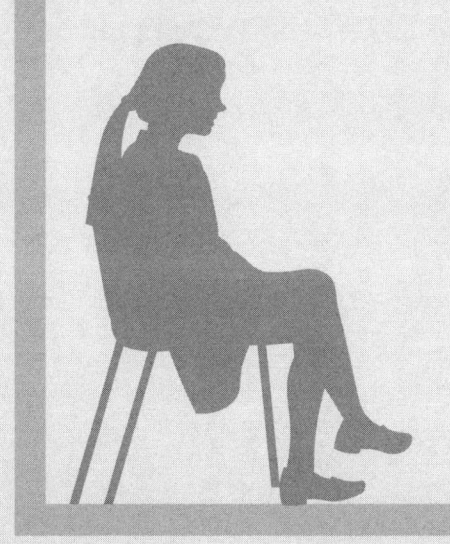

> 这（美狄亚）是一个真正的女人，在她作为女人的整体中。
>
> ——拉康·雅克

弗洛伊德曾经提出："只有和儿子的关系才能给母亲无限的满足；总之，在所有的人类关系中，这是最完美的关系，它最大限度地摆脱了矛盾的情感。母亲能够把自己身上曾经抑制的抱负转移到儿子这里，并从他这里期待满足所有那些出于她的男性情结而遗留下来的东西。当女性没有成功地把丈夫也变成自己的孩子并行使母亲角色时，婚姻本身并不可靠。"美国的心理学家霍尼也提出："母亲身份是一个小女孩的野心，也是一个成年女性的成就。"这个观点运用在传统中国的母亲们身上似乎非常贴切，她们通过"孝"的思想牢牢地控制着儿子，以及把女儿教育成贤惠端庄、多才多艺、足以嫁入好人家的淑女来为自己争取到"男权社会"中的地位。

然而，对于法国的精神分析学家拉康·雅克来说，"母亲并不是女人的未来"。后女性主义者伍尔夫甚至提出："作为一个女人，我没有国家；作为一个女人，我的国家是整个世界。"

这就是说，如何处理"母亲"与"女人"两个角色之间的关系是成年女性的核心课题。除此之外，妥善处理与生命中重要男性的关系、处理丧失等问题的能力也是成年女性成熟的标志。本辑通过对 14 部电影的解读，结合深度心理学理论和存在主义心理治疗的经验，对这些主题进行深入剖析。

## 成为母亲还是女人？

### 一、剧情回眸

丽塔女士的原名是苏珊，26 岁，是一名美发师。她希望自己能有一个新的开始，所以将自己的名字改了。

丽塔结婚已经6年了，周围的很多朋友都已经为人父母，她却想上大学"发掘自己"，所以偷偷地吃药避孕，为此，引起丈夫的愤怒和父亲的嘲笑。最后，固执己见的丽塔终于成为开放大学（类似于成人大学）弗兰克·布莱恩特博士的学生，她每周来校学习一次。

第一次见面，弗兰克问丽塔为什么要参加开放大学。丽塔回答："不是突然的，我发现我的步调不一致很久了，我现在应该有一个宝宝，每个人都期待这样，但是我不希望我是这样的，我想先发掘我自己。我试着向我丈夫解释，但是他不同意我这样做。"丽塔跟弗兰克讨论了她的工作——美发师，并说很多女人都希望通过美发完全变成另一个人，但是丽塔却认为，如果想要去改变，必须从内在去做，就像她尝试去做的一样。丽塔希望自己能有所改变，但弗兰克每天像完成任务一样去完成正常的大学课程教学，并不愿意放弃自己喝酒的时间去教她，他建议丽塔更换一个更好的导师，丽塔说自己下周还会来见他。

第二次见面，弗兰克让丽塔有选择性地去阅读一些文章，而不是去看很多流行的小说，那对她参加考试没有意义。丽塔突然问起弗兰克的婚姻情况，弗兰克无奈地回答了她，妻子与他分开是希望能对其创作有帮助，但这反而使他停止了创作，他目前与学校的另一个女导师在一起生活，她会包容他。丽塔还想与他聊天，但弗兰克告诉她："学习需要耗费大量的时间，如果不想学，就回到喜欢的事情上，买条裙子、去酒吧喝酒等。"丽塔听完若有所思。

丽塔回到家，邀请她的丈夫一起去剧院看演出，这能帮助她写文章，但丈夫拒绝了，并说自己不喜欢她做这样的事。丈夫问丽塔为什么停止服药六个月还没有怀孕并建议她去医院看看，而丽塔其实一直在偷偷地服避孕药。丽塔无法说服丈夫，在丈夫的要求下，他们一起去了酒吧玩乐。

有一次，丈夫发现了丽塔藏起来的避孕药，愤怒不已，将丽塔的书全部烧毁。丽塔伤心之下来到了大学，弗兰克发现了她。丽塔告诉弗兰克她正在开始寻找自己，这听起来有点自私，可是她现在想做的就是找到内在的自己，她不希望像常人一样在世上仓促地走一遭。丽塔知道丈夫的想法，他在想和他结婚的那个女孩去哪里了。丈夫对她很好，会给她带礼物，希望她能回来。但是她不想那样做，她的心已经离开了。

丈夫终于无法接受她的做法，决定与丽塔离婚。丽塔继续参加学习，她告诉丈夫自己想要通过考试，弗兰克却说丽塔现在写的文章令人感动，但如果想要通过考试，就必须抛弃她的独一无二。

此后，丽塔在学校里戒了烟，阅读了大量的书籍，积极提问，与人讨论文学，她开始变得不一样了。

**二、剧情解读**

这是电影《凡夫俗女》里的故事。

在存在主义心理治疗师看来，影片中的丽塔和弗兰克都被"存在性"困境束缚住了。

丽塔不愿意生孩子，觉得家人庸俗，想要去大学与"活人"在一起。在被丈夫拒绝后，丽塔独自去了一趟剧院，她深有感触；在弗兰克邀请丽塔和她丈夫一起去参加他举办的一个聚会时，丽塔的丈夫依然选择拒绝，并说他要和丽塔的爸妈一起去酒吧。丽塔来到弗兰克家的楼下，发现楼上的人们在聚会中侃侃而谈，突然觉得原来她始终融入不了他们的圈子。她去了丈夫所在的酒吧，看见他们在欢唱，但同样她难以融入。对于一个个体来说，这是怎样的孤独呢？丽塔是这样对弗兰克说的：

在这个办公室里，我和你一起没关系。但是，我看到了和你一起的朋友，我不能进去。我只是停住了，我成了一个怪人，我不能再和与我住在一起的人交谈了，我不能和你的朋友交谈，我成了一个混血儿。我回到了酒吧，他们都在唱歌，欢乐地唱歌。我的丈夫因为有假期而开心，我的妹妹在恋爱，一脸甜蜜。我的妈妈有些担忧，也许是为我父亲。我问自己，为什么不停下来呆在这里，加入他们一起唱歌。但是，他们真的是以完整的自己存在的吗？我回头看，却发现我的妈妈在哭泣，她说，一定有比这一首更好的歌。我想，这就是我为什么不能停下来的原因，这就是我回来学习的原因。

在离婚之后，丽塔开始自己做一些决定，她与人合租了房子，更换了工作。弗兰克发现丽塔已经开始结交一些新的朋友，也会与同学一起交流，他渐渐地明白丽塔已经开始做真正的自己了。

在通过大学的考试之后，丽塔尽管对自己接下来的生活仍没有做好打算，是继续学习、工作还是去法国？但是，她知道，她已经有了选择的机会和能力。从存在主义心理治疗的角度说，心理健康的一大标准就是——为自己的生活做选择，并心甘情愿地为选择负责。所以，现在丽塔的心理健康水平较以前提高了一个层次。

### 三、延伸与思考

#### （一）成为母亲还是女人？

法国的精神分析学家拉康曾经向女性提出了一个问题："是成为一位母亲呢，还是成为女人？"对于女性来说，这个问题的确值得思索。

在传统的男权社会中，对女性的培养目标就是成为母亲。例如，希特勒的纳粹德国就是强调家庭价值、反对女性主义的男女平等主张的，他们希望把德国的女性变成"人民的母亲"，并认为女性解放的观念来自"犹太人的影响"。希特勒臭名昭著的言论是："女人该呆的地方是床上、厨房和教堂。"同样的，墨索里尼则提出："女性生来就是为了照顾家庭、养育孩子和让丈夫戴绿帽子。"法国被占领时期的维希政府坚持:"出于天性与使命,女性应献身于母性。"

从精神分析和社会学的角度说,这些政策表面上看起来对女性是好的:国家奖励母亲,褒扬家庭,使生育受到尊重。其实是出于"男权统治"的需要。按照拉康的逻辑,女人和母亲是对立的,在男权社会中,也正是母亲把女人扎根在家庭中,也因此促成了男性统治的再生产。中国俗语中"多年媳妇熬成婆"的精义也在这里。法国的精神分析学家马科斯·扎菲罗普洛斯进一步提出:"即使这个再生产的过程对一些人有吸引力,他们仍然需要看到,援引母亲作为父亲衰落的补充以有益于社会联系,显得非常可悲,因为最不稳固的意识形态(法西斯主义、贝当主义、斯大林主义、宗教原教旨主义)就不停地颂扬母亲并反对女人。"中国古代的"裹小脚"现象也就是在这种状态下产生的。

觉醒后的许多女性主义者对此提出了激烈的批判,呼吁女性的回归。例如,法国存在主义者西蒙娜·德·波伏娃曾经提出:"人不是生而为女人,而是变成女人的。"瑞维尔女士曾经是弗洛伊德的一位分析对象,后来成为心理分析学家,她关注的问题是:如何能够做到既有智慧又做女人,如何做一个知识女性。法国著名的女性主义者伊丽加莱提出:"什么时候我们才能变成女人?"英国17世纪最激进也是最系统的女性主义者艾斯泰尔甚至提出过如下的观点:第一,女人虽然要服从丈夫,但并不一定要承认他高于自己;第二,对男权的服从不可以延伸到单身女人身上;第三,受过教育的女人应当避免被家庭奴役,也就是避免结婚;第四,女人的生活目标不应当只是一味追求美貌以便吸引到一个男人同自己结婚,而应当注重改进自己的灵魂;最后,她提出应当建立女性自己的社区,过一种摆脱了男人的生活。

在近代中国历史上,秋瑾女士可能是"成为女人"运动最为突出的人物。她曾在信中坦言婚姻"大大枉费了我的生命",并用诗意的笔触感叹她困闭深闺重门之后,而"毕生将无以除去噎在喉中的苦恨"。她的诗也反映了她婚前和婚后生活的截然对比:她在早期的作品中自视饱读经诗、不与堕落的世俗为伍,但后期的作品充满了孤独、怨恨、悲伤、郁闷等主题。她在一篇文章中写道:

世间有最凄惨、最危险之二字曰:黑暗。黑暗则无是非,无闻见,无一切人世间应有之思想、行为等。黑暗界凄惨之状态,盖有万千不可思议之危险。危险而不知其危险,是乃大黑暗。黑暗也,危险也,处身其间者,亦思所以自救以救人欤?

在精神卫生科临床治疗工作中,"成为母亲还是女人"这个问题仍然是目前许多女性心理问题的背后原因。换句话说,表面上看"裹小脚"现象已经过去许多年了,但女性朋友内心深处的"缠足幽灵"并没有消失。记得有一位35岁的吴女士,她是两个孩子的妈妈,曾经因为患有神经症吃两种抗抑郁药、一种镇静催眠药8年。她在听说台州医院精神卫生科擅长"禅疗"治病后,与丈夫一起来就诊。慢慢地,随着心理治疗的进展,她吃的药物逐渐减少,人也开始变得阳光了。可是,她在半年后中断了治疗,在最后一次治疗过程中,她向医生袒露:"我丈夫建议我继续服药治疗,不要再做心理治疗了""他还说,如果以后家庭关系出现变故,一定要去找这个心理医生算账。"此后,吴女士又回归了病前的家庭主妇生活。

下面这位张女士的经历更是令人哀叹,她为了孩子忍受不幸的婚姻十几年,最后忍出了抑郁症。

49岁的张女士患重度抑郁症多年,反反复复发作,经常发呆,不想见人,懒散,做事情没有动力,觉得生活没有意思。张女士育有一女,

20岁。她否认精神病史，否认家族史，说家庭关系尚好，近半年来因身体不适住在娘家。医生接诊后发现，尽管在治疗期间，张女士恢复了正常工作，但在就诊时她的表现有些不协调，面部笑容存在"装"的成分。其间，医生反复询问其家庭生活情况，她总是回答尚好。医生见过她丈夫，人显得老实、憨厚。由于她不愿意吐露更多信息，医生也不好多问。有一次，张女士到医院复诊时向医生提出希望减药，医生从对她的相关检测中怀疑她有家庭问题，所以再次询问其家庭关系时，她开始大哭，说："包医生，我忍了20多年婚姻，10年前女儿哀求我，'妈妈，请不要离婚，如果要离也要等我长大再离'，为了女儿的这句话，我忍到现在。我丈夫是个好吃懒做的人，什么事都不管，还好赌。现在女儿大了，我跟丈夫说，'放过我吧，给我自由'。丈夫终于同意了。"

（二）家庭主妇是躯体症状障碍的高发人群

作为精神卫生科医生的我们曾提出"反复治疗无效时请警惕：躯体症状障碍"。这是一种以持久地担心或相信各种躯体症状的优势观念为特征的神经症。病人因这些症状反复就医，各种医学检查结果为阴性和医生的解释均不能打消其疑虑。即使有时患者确实存在某种躯体障碍，但不能解释症状的性质、程度和病人的痛苦与先占观念。

在精神卫生科临床上可以观察到一种现象："躯体症状障碍"这类心理疾病，以女性居多，家庭主妇尤为突出。

一提到"家庭主妇"，我想绝大多数人都会想到"柴米油盐酱醋茶"。是的，她们这样的群体就是围着这些生活的。她们不仅要相夫教子、赡养公婆，还要为娘家"争光""争面子"。她们要学着以不同的身份去"周旋"，去"顾全大局"。为此，她们做事要求十全十美，敏感多疑、固执、孤独等。然而，正是这些人格特征为躯体化提供了条件。

另外,"柴米油盐酱醋茶"这些琐碎的事亦有负性的生活事件:就小事而言,如做饭,要顾及每个人的口味,稍有差错可能就会引起不满甚至责骂;就最现实的情况——经济而言,家庭主妇们要竭尽所能发挥"精打细算"的能力,为家庭减少有关衣食住行等开支,为此,可能会上当受骗(不良商贩可能会以次充好、以假充真)。长期处于负性的生活事件或内心冲突与她们出现这些躯体症状是有关联的。

目前,虽说妇女的社会地位提高了,但根深蒂固的社会文化——男尊女卑仍影响着现代人。通过网络、电视、报纸等媒体,我们知道有一部分现代人在提倡"女德",甚至有数以千万计的人自愿参加"女德班"去"解救心灵",并且有许多女性是受过高等文化教育的。

可能"超我"的暂时性强大能化解一时的痛苦,但"本我"的这种本能,我们是无法磨灭的,也就意味着问题还是存在的,矛盾可能会更激烈。正如弗洛伊德所说:"在人类自觉意识之外,还存在着一种人们没有意识到的内驱力,这个内驱力时刻存在于人的精神世界里,支配着人们的行为,这便是潜意识;那些有意识的过程只不过是整个精神生活的片段和局部;即整个精神生活就像是一座冰山,意识只是露出水面上的一小部分,潜意识则是隐藏在水下,成为意识的基础并决定其方向的绝大部分。"

正是如此,躯体症状为"家庭主妇"提供了"获益":

1.通过变相发泄,缓解情绪冲突,即情绪不能正常地从言语和／或行为方面发泄时便被潜抑下来,而以"器官语言"的形式表现出来。

2.通过呈现患者角色,可以回避不愿承担的责任并得到关心和照顾。但这些都不在意识水平层面发生,而是在潜意识中作祟。

从存在主义理论上讲,躯体症状往往涉及人的"存在性"痛苦。具体地说,躯体症状的背后常常隐藏着婚姻和家庭的问题,如夫妻关系、婆媳关系、亲子关系、妯娌关系等,而与所有这些问题都密切相关的则是关于死亡、无意义、孤独和自由等基本的"存在性"问题。

如果再深入一些分析，在家庭主妇们身上发生的心理问题依然没有逃脱"成为母亲还是女人"这个问题。

## 四、同类影片推荐

### 革命之路

（一）内容介绍

艾波尔和弗兰克初识时就被彼此的梦想所吸引，一个对表演非常热忱，另一个对事业充满设想、有野心……然而，在两人成为一家人之后的现在，女人的表演生涯似乎停滞了，没有更大的提升空间，而男人的工作乏味无趣，更讽刺的是，弗兰克的父亲也曾一直就职于这个公司，在此度过平凡一生……

在艾波尔的一场演出结束后，弗兰克看出了她的失望。接她回家的路上，弗兰克试图安慰她，但弗兰克说的全是贬低她的话，这令艾波尔越听越难受，并开始对弗兰克不耐烦。两个人大晚上的站在12号公路上，歇斯底里地疯狂对吼着。

艾波尔在整理旧物时回想起往日的理想。那天，弗兰克和同事莫林私会后回到家时，艾波尔和颜悦色地向他道歉，并给了他一个很大的惊喜——和一对儿女一起为他过30岁的生日。之后，艾波尔说目前凭他们的存款可以先暂时度过6个月，这期间想全家搬去巴黎——一个弗兰克愿意再去的地方，唯一值得过日子的地方。

弗兰克认为这样做太不切实际了。但艾波尔不放弃，"不，弗兰克，我告诉你什么才叫不切实际，让一个有理想的男人日复一日干着他不想干的工作，回到一个他不愿意呆的地方，面对一个同样不能忍受这一切的老婆，这才是不切实际的。你知道最糟糕的是什么吗？我们自以为比周围的人和事都来得特别，来得高贵，其实不是的，我们跟普通人一样，你看看我们，理所当然地认为有了孩子之后，就应该结束自己的生活，安顿下来，我们一直因为这种荒唐的做法相互惩罚。"

弗兰克开始有些动心，他敢于和同事们说"我只是觉得，我们该干一些自己真正喜欢做的事情"。同事们听后都比较认同这一观点。但其中一位同事提出，若有更好的职位给他是否会拒绝，弗兰克认为就凭目前这个公司并不能发生什么奇迹。之后的一段时间，他们一家带着在这个秋天将要搬到巴黎的憧憬愉快地生活着。

正当他们的计划开始施行时，第一个意外到来了，弗兰克竟然因为一个随意的想法被领导赏识。弗兰克尝试跟艾波尔示意自己被领导认可了，接下来自己可能会被重视，并有一定的物质回报。倘若到了巴黎，将面临着女人养男人的尴尬。没多久，第二个意外也来了。艾波尔又怀上孩子了，她很痛苦，担心因为怀孕而影响到他们的搬迁，她想在近两周内将孩子打掉。

在明确弗兰克不想离开之后，艾波尔独自在家拿掉孩子，出现了失血性休克而未被抢救回来。

（二）精彩看点

与《凡夫俗女》类似，该影片讲述了一个主题：女性在成家之后，是否还有必要追求自己的人生呢？

在存在主义治疗师看来，影片中的艾波尔被俗世的工作和家庭生活困住了，她曾跟弗兰克说："你知道你是什么样的吗？你真恶心。别玩我了，弗兰克，别以为你让我呆在一个安全的陷阱里，你就可以为所欲为地控制我的感情！"

对于俗世的"存在性"困境，"精神病"患者约翰看得很清楚。

有一次，约翰与父母海伦夫妇一起到艾波尔家做客。约翰看不出他们有精神问题，他一个接一个地给弗兰克的问题提出意见。在约翰看来，既然弗兰克认为自己的工作很蠢又乏味，那为什么还要呆在那里呢？（"想要过家家，就得工作。想要在很好的房子里过家家，你就得干你不喜欢的工作。要是谁来问'你为什么要做这个工作？'那他也许是出来放风四小时的。"）

弗兰克和艾波尔请约翰一起到室外走走，他们进行了如下的对话：

艾波尔：我听说你是个数学家。

约翰：传言有误，都是过去的事了。……你听说过电击疗法吗？……我做过37次，想要除去情感问题，结果除去了数学知识。

艾波尔：真可怕。

约翰：真可怕？为什么，数学很有意思吗？

艾波尔：不是，电击太可怕了，而且你就做不成你喜欢做的事了。我就觉得数学很无聊。

约翰：像你们这样一对夫妇，到底要逃避什么？

弗兰克：我们不是要逃避什么。

约翰：那巴黎有什么？

艾波尔：另一种生活方式。

弗兰克：也许我们是在逃避。我们是在逃避这令人绝望的空虚生活，对吧？

约翰停下脚步：令人绝望的空虚？你还是说出来了，很多人都觉得空虚。但能发现绝望，还是需要勇气的。

约翰的话触动了夫妻俩，夫妻俩继续对话：

艾波尔：你知道吗，他好像是第一个真正理解我们想法的人。

弗兰克：的确，是吧？也许我们和他一样疯狂。

艾波尔：如果疯狂的意思是过有意义的生活，那么我不介意彻底疯狂。

遗憾的是，弗兰克并没有被触动，他在知道自己要升职后选择了留下来，并认为艾波尔不想再要孩子是一种病态："艾波尔，一个正常女人，一个心智健全的母亲，是不会为了想过自己幻想的生活而去买这种橡胶管。听着，我只是想说，在这整件事上，你看起来都是很不理智，现在是时候找个人来让你的生活更有意义一点了。"

在约翰得知他们又不搬家时，他回怼了弗兰克："好吧好吧，是钱的问题，钱是个好理由，但这不是真正的原因。到底是为什么？老婆说服你不去了？小女人觉得她还是过家家比较好？不不，应该不是，她看起来很坚决的样子。那应该是你的问题了，怎么了？你害怕了？你觉得还是在这里好？你觉得还是守着这令人绝望的空虚生活比较好？……猜对了，看看他的脸，被我说中了。如果说他是故意让她怀孕，从而能够安稳地过一辈子，我一点也不觉得奇怪，这样，他就用不着去寻找真实的自我了……"

这时的约翰被恼羞成怒的弗兰克打断话，他指责约翰到他家来满口胡言乱语，说话不经大脑。海伦一家从未想到弗兰克竟是这样的人。"你的男人很猛啊，艾波尔，大男人，我为你感到遗憾，不过，也许你们还真是配，看到你这个样子，我也开始为他感到遗憾了。如果靠造人才能证明自己是真男人的话，你一定让他很不好过。……我很高兴的是，我不是那个肚子里的孩子"。约翰说完便和父母回家了，留下感觉自己大出洋相的弗兰克发疯似的想向艾波尔澄清，那只是一个疯子的话，他冲着艾波尔骂道："别担心，我不会自找麻烦。你根本不值得我打你，你根本不值得我发脾气，你是个空虚的女人！你要是这么恨我，为什么还在我的房子里？为什么还要嫁给我？为什么还要怀我的孩子？你早干吗不做掉呀？听我说，我告诉你，我真希望你把孩子做掉了。"

最终，艾波尔选择独自前行，但由于意外而付出了生命的代价。有人曾经提出："女性努力了千百年，争取了一个不生孩子的权力。"这句话听起来让人有些伤感，但或许是一条真理。

## 做真实的自己

**一、剧情回眸**

"温柔""小鸟依人""水做的女子"……这些词是无法形容弗兰西丝的。她就是传说中的女汉子：27岁的大人，行为却像小孩，她会与闺蜜索菲像孩子似的打闹；说话大大咧咧；房间里的衣服丢得到处都是，睡觉不脱袜子；甚至喝醉酒会在地铁站随地小便。如此这般的女汉子，却有个执念，要实现自己的舞者梦想，即使在舞团已面临连酱油都打不上的窘境。

弗兰西丝与索菲的关系，在外人看来就像"一对不做爱的拉拉"，她们同床共枕，形影不离，甚至连与男友做爱的姿势也可以拿来讨论。莫名其妙地与男友分手，并未让弗兰西丝过度伤心，反而为了闺蜜立马参与到派对中，甚至还结识了新朋友。

生活总是有意外发生，原以为会一直在一起合租房子的闺蜜索菲却想要搬出去，这让弗兰西丝无法接受，但索菲还是搬到了自己喜欢的公寓。望着空荡荡的两扇窗户（原本两人经常坐在窗户上一起吸烟），弗兰西丝不小心被煤气灶上的热奶锅烫着手，她像孩子似的向索菲发泄不满："水壶是我们一起买的，记得吗？……赶紧送回来！或是给我买个新的水壶！"但这样性格的女孩又特别容易满足，收到退税款会让她高兴得像个孩子。容易满足的女孩又是那么单纯，她会拿着退税款请刚认识的朋友吃饭，会为了付款跑几个街道找取款机；过马路时会像孩子似的奔跑、跳跃、转圈而过。

由于一个人没能力付全额房租，弗兰西丝便与两位认识的男生合租。与他们的相处也只是朋友，用他们的话来说，"弗兰西丝是约会无能"，但相处特别融洽。

弗兰西丝认为闺蜜索菲就是"头发颜色不同的另一个我"，但当得知闺蜜要同男友帕奇一起去科隆群岛见他的父母时，弗兰西丝不开心了，甚至在

"吃醋"。她坚定地认为索菲不爱帕奇，两人为此发生了不愉快。

　　由于她的圣诞演出被取消了，使得她没有钱付房租，弗兰西丝回到萨克拉门托与家人一起过圣诞节。她和家族里的每个人都能相处得很和睦。对于生活她总能那么随性：牙痛了就去看牙医，看完牙医照样吃起美味的蛋糕。

　　弗兰西丝本是随口说自己周末应该去趟巴黎，却没想到邀她聚餐的主人家竟愿意为她提供住宿，这让弗兰西丝受宠若惊。巴黎这个浪漫之都，大家可能都会想着有些什么邂逅，但这些总归不是生活。因为生活总会有些意外、错过：弗兰西丝本想到巴黎与老朋友好好聚聚，可偏偏因为时差出现失眠，她服药助眠后又睡到了"日上三竿"，然后又迟迟等不到好友的回音。

　　人世间的巧合总是那么多，远在巴黎的弗兰西丝接到索菲的电话，证实了索菲要跟帕奇去日本生活。索菲希望今晚弗兰西丝能来参加饯行，但弗兰西丝尚无分身术。更遗憾的是临走前索菲要陪帕奇看望一下他的爷爷，两人无缘再聚。在电话里弗兰西丝没有告诉索菲：她目前一个人在巴黎、没有参加圣诞演出甚至还借住在同事的公寓里。

　　从巴黎回来后，弗兰西丝的生活越来越糟：去了趟巴黎变成了负资产，为了跳舞拒绝了一次工作的机会。为了生活能继续下去，弗兰西丝回到大学当宿管助理，还兼职了服务生，但弗兰西丝喜欢用"负责倒酒的"来形容自己的工作。不管生活如何潦倒，弗兰西丝的真心一直都在：即便是想到教室跳舞，她也不愿撒谎说自己是老师；看到陌生的小女孩哭泣，她会默默地坐在旁边陪伴；有空时就会关注索菲的博客。

　　在一次校友拍卖会上，弗兰西丝遇到了索菲。索菲过得并不开心，喝醉的索菲与外人所认识的确实有些差距：脏话随口就来、行为大大咧咧，甚至向自己的未婚夫帕奇发泄不满。喝醉酒的索菲回到弗兰西丝的宿舍并留了下来。两人像从前一样同床共枕。原来索菲并没有像博客记录中的那么开心，她甚至还流产过一次。弗兰西丝告诉索菲，她不是讨厌帕奇，而是"如果你去商店的路上，碰到了搞笑的事，并且只能说给一个人听，这个人是帕奇，而我永远听不到"。

最终，幸福之门打开了，弗兰西丝有了自己喜爱的工作，甚至还有了属于自己的公寓。

**二、剧情解读**

这是电影《弗兰西丝·哈》里讲述的故事。

影片中的姑娘弗兰西丝自始至终显得那么笨拙、率性与真诚。她喜欢报喜不报忧，不愿告诉母亲自己经济困难，而总是在博客上写母亲喜欢看的内容；在巴黎接听闺蜜索菲的电话时，却不愿透露自己需要支付额外的话费；在跟朋友的嬉笑打骂过程中，她是那么随性。然而，弗兰西丝又是那样执着地坚持着自己心中的原则和梦想，处处维持着内外一致的生活模式，她不是约会无能，而是不愿像索菲那样处在人格的分裂状态。

弗兰西丝曾经说道："你和一个人在一起的时候，有这样的瞬间：他们知道你爱他们，你也知道他们爱着你。你们在一个派对里，在跟不同的人说话，都在开心地笑着。这时，你望向屋子的另一边，两个人的眼神交汇了，并不是那种占有欲的意思，也不是那种色眯眯的。只是因为那就是你生命中的那个人。这样，很好笑也很伤感，因为生命总会结束，但你眼前这个神秘的世界就在你面前出现着。这么多人在场，毫无征兆就出现了，而其他任何人都不了解。就像人们说过的宇宙中还有另一个维度，它就在我们身边，但我们感觉不到。这就是我想要的二人世界，或者说是生活吧，爱情吧。"如果从心理咨询的角度说，这种状态是"共情"的最高级别，是两个人大脑中的"镜像神经元"处于同一频道的表现。

蒙田曾经提出："人最难做到的是始终如一，而最易做到的是变幻无常。"是的，从存在主义心理治疗的角度说，做到本真的生活很难。幸运的是，影片中陷入困顿的弗兰西丝依旧保持着乐观、开朗和纯真可爱的性格，最终她由丑小鸭蜕变成白天鹅。

### 三、延伸与思考

**本真的生活**

在与来访者探讨这部影片时，我经常用"笨拙、真诚"来描述弗兰西丝。如果借用存在主义哲学中的术语说，那就是"本真"。对于擅长"三十六计"的中国人来说，很多人可能不知道什么是"本真"的生活。

要了解"本真"，我们得先了解"非本真"。"非本真"的人总是想方设法来逃避对他们目前境况或者对他们过去行为的责任，他们会自欺，拒绝承认他们负有的责任。具体地说，他们拒绝承认，作为人为性或者纯超越性，自身没有能力做到自我同一，他们拒绝承认自身的这种无限或者说接近无限的自由，以及这种自由的含义。他们拒绝承认一个人必须选择其所是，因为他不能简单地就是其所是。"多年的媳妇熬成婆"这个术语可以说是"非本真"的直白说明。这个媳妇的勤劳、孝敬、友爱不是出自其内心深处，而只是表面文章。如果有一天她掌权了，不是改变曾经压迫自己的规则，而是运用这个规则变本加厉地去压迫别人。

相应的，"本真"的生活包含着接受人类现实，依照现实而生活，而不假装现实是别的东西：比如是一个美好的童话，在这个童话里，美梦很容易成真，借的债不用归还，骑士佩戴着闪闪发光的盔甲赶来英雄救美，从此，我们大家都过着幸福美满的生活。"本真"的人不是为了否定自由而践行自由，也不是选择不选择来表现自欺，他认定自己的自由，并且以积极的方式承认自由。借用尼采的话说：本真的生活就是毫无遗憾的生活。用萨特的话说：本真的人不会通过无用的逃避自由而追求同一性、基础性和实体性。

存在主义心理治疗的经验告诉我们，如果一个人能不断地努力面对他的处境，并且克服他的处境，那么他便能拥有高贵和尊严；一个人要做到"本真",必须全身心投入自己的处境中,认清自己所处的境况,并拒绝按照他人的期望来生活。对照一下,你会发现影片中弗兰西丝的生活有那么点"本真"吧。

下面再借用日本佐野真一的纪实作品《旅行的巨人》中的两位女性,了解一下"本真"的生活。

第一位是日本民俗学家宫本常一的"另一个女人"。当年宫本患上肺结核、徘徊在死亡线上时,有个女护士照顾他,甚至偏执地想和他一起死。"她因患过天花而相貌丑陋,是个已然背负终生不幸的人"。宫本出于同情和感谢说爱她。后来,宫本回家疗养了一段时间,两年后康复了,之后他重做教师,这个女护士多次来找他。宫本要求她回去,结果导致她自杀未遂。在照顾她期间,宫本出轨了。这个女护士发誓说两人不再相见后就回去了。可是,两年后,她再次出现,说生下了宫本的孩子,后来孩子死了。她还说了这两年的辛苦。宫本说"坚决不能有肉体之爱",却又承诺"我必须想办法把你拉到能安身立命的世界里",而女护士却说:"我想要的只有你的身体。"宫本感叹道:"如今,我知道了弥补自己的过失和净化他人灵魂的艰难了。"当宫本如实告知她自己已经有了对象之事,女护士对他说了"明知残酷却不得已之事,世间常有"之后,选择了退出。

第二位是日本经济学家涩泽敬三的妻子。涩泽敬三是个大资本家,妻子喜登子也是三菱财阀的创始人岩崎弥太郎的孙女,他们的婚姻堪称"最强婚姻",却承受了"家"的重压,在偌大的"家"里没有"夫妻俩的房间"。喜登子在第二次世界大战前接受过西方教育,年轻时英语才能就很出众,又热衷于滑雪和登山。对喜登子而言,也许涩泽敬三—"家"的气氛是她难以忍受的。战争结束后不久,喜登子为了独立,主动抛下丈夫和一子二女,离家出走了。

正如哲学家勒内·拉福格所说,"赋予人们生命并不足以让他们生存"。

这两位女士毫不自欺，就像真品一样是真的名副其实的"存在"意义上的"人"，不是苟活的"生物"。

### 四、同类影片推荐

## 彗星美人

（一）内容介绍

凯伦（剧作家洛伊的夫人）连续数周在剧院门口看见一位女性，一周六晚，看着玛格（戏剧界巨星）走进剧院，然后她也进去看戏。有一晚，这位女性在凯伦要进剧院时叫住他，她告诉凯伦自己叫夏娃，看过玛格的每一场戏。听夏娃这样说，凯伦认为她是玛格的忠实戏迷，于是就热情地带她去见玛格。夏娃客套地推辞着，然后跟着凯伦进了玛格的化妆间，玛格和洛伊（凯伦的丈夫，一位剧作家）都在。夏娃说自己喜欢玛格的一切，而且只看玛格的戏，每场戏都看，她赞美玛格的过人之处在于他会挑选剧本。

夏娃说她老家在威斯康星州，父母都是农民，家境贫困。为了帮忙负担家计，她中途辍学前往密尔沃基，在一家酿酒厂当秘书。尽管工作乏味，但可贴补家用。这里有一个小型的剧团，她从小就喜欢表演，感觉那就像是沙漠中的一滴露水。她在这里遇见了艾迪，一位无线电技师，他俩合作演出了三场戏，后来战争爆发了，他俩也结了婚。艾迪投效空军，军方将他送到南太平洋服役。艾迪在一封信中提到，他就快放假了，夏娃便开始存钱准备休假，然后到旧金山找他，但艾迪并没有出现。夏娃接到一封来自华盛顿转寄来的电报，上面说艾迪回不来了，他死了，因此，她便决定留在旧金山。夏娃谈吐得体、有礼有节，身世有点悲苦。玛格、凯伦和洛伊都对她印象很好，玛格留下夏娃在她身边帮助做事。比尔（玛格的丈夫）要去好莱坞导一部戏，夏娃和玛格一起送他到机场，比尔与夏娃有了简单的对话之后，夏娃给比尔留下了"这个女孩不矫揉造作、坦率直接且善解人意"的印象。

当天晚上，玛格把夏娃接过来，让她住在顶楼的客房。夏娃很能干，所有的事情都安排得妥妥的。玛格觉得接下来三个星期的生活就像童话一样，自己简直就是苦尽甘来的灰姑娘。夏娃成为她的姐姐、律师、母亲、朋友、心理医生和警察，她们处于蜜月期。夏娃在幕后看玛格表演，模仿他的动作表情，非常投入。

从此之后，夏娃一步一步地实现着她的计划。没过多久，她就把玛格、比尔、洛伊、凯伦四人之间的关系搞得一团糟，并成功地替代了玛格在舞台上的位置。

剧评家艾迪森意识到夏娃简直就是空前绝后之人，他坚信夏娃也在耍自己，就像她对待凯伦他们那样，他警告夏娃，她不可能和洛伊或其他人结婚，因为她是属于他的。夏娃还是很强硬，这时，艾迪森揭露出她的真实面目，原来她并不叫夏娃，而是叫格特鲁德，曾在酒厂工作，但那时她与老板有染，老板的老婆派人跟踪她，最后给她500美元让她离开，之后，夏娃直接来到纽约，发现根本就没有艾迪这个人，她根本没有结过婚，也没去过旧金山。

尽管夏娃的如意算盘被打破了，但那天晚上她演出了一生中最重要的一场戏，也因为这个戏，她获奖了。夏娃领奖后疲惫地回到家，惊恐地发现之前帮她打电话给洛伊的女孩在她家里。原来这个女孩一直躲在走廊里，她是趁女佣进来铺床时偷偷溜进来的，她说自己只是为了了解夏娃如何生活、穿什么衣服、用什么香水、看什么书等。夏娃已经准备好去好莱坞的行李。艾迪森来送奖杯，夏娃问是谁，女孩说是计程车司机来送奖杯了。女孩披上夏娃的衣服，拿着奖杯对着镜子献礼，就如同之前夏娃在模仿玛格一样。

（二）精彩看点

与《弗兰西丝·哈》中的姑娘弗兰西丝相似，夏娃开始的生活处境也不是那么好。然而，她们对待"存在性困境"的方式截然相反。弗兰西丝遵从内在的原则，保持着单纯而真诚的本性，最终走向幸福。而本影片中的夏娃用尽了心机，过上了一段风风光光的虚假生活，在她最成功的时候被人"以其人之道还施彼身"的原则对待，我想这时的夏娃是极其痛苦的。如果从深度心理学的角度说，夏娃早已把内在的"我"弄丢了。从存在主义心理治疗的观点说，夏娃是个"非本真"的人。

相比夏娃，影片中的玛格似乎走向了完整。当有人告诉她夏娃是来向她道歉时，玛格说自己原谅了夏娃，因为是夏娃促成了他们四人能聚集在此，还有她和比尔的感情更好了。玛格还主动提出自己不准备出演可拉了。凯伦听后很惊讶，玛格认为这是一部杰出的戏剧，可拉是个了不起的角色，但已不再适合她了，结婚代表她终于能过上像样的生活了。用分析性心理学家荣格的术语说，这时的玛格开始了她的"自性"之旅。

## 你对他的爱未必是真的

**一、剧情回眸**

吉尔女士就读于布莱林大学的哲学系，而埃布是该大学刚就职的哲学系教授，他的名声广为流传，包括他的抑郁情绪、他的哲学观念、他的言语、他的感情史。爱他的人很爱他，讨厌他的人很讨厌他。

吉尔对埃布早有耳闻，在一次课后的交谈让他们渐渐走近。吉尔觉得埃布特别迷人，又很脆弱，她很喜欢他，跟他在一起感觉很自在。吉尔曾经在男友罗伊面前不断地说她对埃布的欣赏，罗伊为此而不开心。埃布向吉尔讲述了自己的朋友，讲述了他的妻子离他而去，吉尔渐渐被埃布迷住了。

吉尔带着埃布来到一个派对，在这里，大家都在说俄罗斯罗盘的游戏，埃布拿起枪，对着自己开了一枪，所幸没有出事。大家都被他的行为吓住了，吉尔马上阻止他的进一步行为，并且带走了他。

母亲希望吉尔不要对埃布过多关注，她说：他的文章写得很好，很生动，但这只是形式上的成就，内容并不能经得起推敲，他的想法过于理想化，有太多缺陷。但吉尔觉得埃布浪漫又敏感，生活经历丰富，与他相处很愉快。但埃布说自己对生活毫无热忱，毫无快乐，毫无活下去的明确理由，这让吉尔产生了警觉，并想要帮助他。

埃布和吉尔一起去餐厅吃饭，埃布听到旁边的一个主妇在抱怨法官联合丈夫的律师抢走了她的孩子，而丈夫根本不会照顾孩子，六周后就要开庭了，而她想了很多方法都没有用，主妇绝望了。埃布偷听到这些后，知道了法官的名字，决定出手帮助主妇了结了法官。也正是在这一刻，埃布觉得自己找到了人生的意义，他能够送这位女士一份大礼，而并不会有人想到这是他做的。

吉尔向埃布表白自己爱上他了，埃布回应："其实你爱上的不是我，你爱上的只是和大学教授谈恋爱的浪漫设定。"吉尔觉得自己是在乎罗伊的，但埃布却让她深深着迷。

埃布发现除掉法官为民除害的想法令其无比兴奋。但在这一点上，他和吉尔产生了分歧，吉尔觉得并不能由这一件事否定法官的一切。但埃布为这一计划而兴奋不已，并且他的焦虑和抑郁情绪都因这一计划而渐渐远离他，他觉得自己的人生找到了方向。他的精神状态发生了很大的改变，他开始改变饮食，主动与人打招呼，并且，他又有了与同事兼情人丽塔做爱的能力……

埃布在成功毒杀了法官之后打电话给吉尔，约她出来一起庆祝，饭后，他们在埃布的家里做爱。埃布觉得自己原先对自我存在的执着有些可笑，他的人生又重新有了意义，他开始享受新的生活并开始与吉尔偷情。有一天，吉尔告诉埃布，警察已经发现法官是被谋杀的了。

吉尔与罗伊的关系出现了裂痕。吉尔在一次与父母、埃布就餐的过程中推测出了埃布的杀人过程，并且在一次与丽塔的交谈中得知她曾丢了实验室的钥匙，而这把钥匙能打开所有实验室的大门，所以她对埃布产生了深深的怀疑。

吉尔质问埃布，为什么要杀了法官。埃布向吉尔讲述了从决定做这件事开始自己就完全改变了。但吉尔仍无法接受这样的说法，她要求埃布离开这里，并想着其实自己更适合和罗伊在一起。埃布做好了去欧洲教书的计划，他觉得自己的这段经历比任何一次旅行都要有意义。

但情况很快出现了变化，警察误抓了一个人，吉尔再次与埃布发生了争执并要求他一周内去自首。埃布不想放弃自己丰富多彩的生活，决定带着丽塔去欧洲，并打算除掉知情的吉尔。埃布打算利用电梯故障造成吉尔自己掉下去的假象，却在两人的拉扯过程中不慎踩到了他送给吉尔的手电筒，掉下了电梯。

吉尔重新和罗伊走到了一起，但这次经历，也给了吉尔今后的人生很多启示。

**二、剧情解读**

这是电影《无理之人》里讲述的故事。

影片中的姑娘吉尔是一个对于爱情懵懵懂懂的学生，在具有如黑洞般吸引力的男人——埃布面前深陷其中，并抛弃了贴心的男友。然而，当她真正地接触到那份超然爱情的时候，却没有勇气与胆识承担下这份爱情，她退回到自己温暖的小男友怀里啜泣。

从表面上看，吉尔对埃布是"一见钟情"。然而，从心理分析角度说，吉尔对埃布的这份情，只是其无意识中的"阿尼姆斯投射"而已。

影片中的埃布每天都在追寻自己存在的意义，他不知道自己存在的意义是什么；他长期丧失性能力，他的妻子离他而去，他吸毒和酗酒。然而，吉尔却迷上了他，在埃布杀人之后依然试图去救赎他。影片中的吉尔看上去很单纯、幼稚，但实际上，吉尔在整个故事里显得很现实，也很理性。有一次，埃布和吉尔一起逛游乐园，埃布为她赢了一个大奖，这可以算是两人关系最浪漫的时候,结果吉尔选的奖品居然是一把手电筒。埃布一语道破:"你就是个现实的人。"

如果从女性深度心理学的角度说,这是吉尔无意识中的"母性力量"在起支撑作用,她试图把"迷失的大男孩"拉回到现实的世界上来。遗憾的是,吉尔差点搭上自己的生命,不过正如影片的最后所示,她自己回到了现实、得到了成长。吉尔是这样说的:"随着时间的流逝,历历在目的可怕经历造成的创伤正渐渐地消退。有个爱我、支持我的男友给我带来了不少帮助,我偶尔会反思这段人生插曲,如后见之明,提供了我对爱情、人生以及自我的更多认识,我甚至经历了恐怖的一瞬,离死亡如此接近。整件事给我上了一课、剧痛的一课,正如埃布所说的,'这是从课本里学不到的'。"

### 三、延伸与思考

你对他的爱未必是真的

影片中的吉尔对埃布的着迷简直可以用"一见钟情"来形容。遗憾的是,她为此付出了惨痛的代价。我们已经提过:这份"一见钟情"只是吉尔无意识中的"阿尼姆斯投射"而已。下面作者将从心理学角度对"一见钟情"现象进行分析。

从生物学角度来说,男女身体里都存在着雌雄两种激素。从精神和意识进化的角度说,所有人类都是从原始的"大母神"意象开始逐步演化而来的,所有人都是雌雄同体。也就是说,在阳刚的男性身体里存在着阴柔的女性原型意象,在娇柔的女性身体里存在着阳刚的男性原型意象。伟大的分析性心理学家荣格把前者称为阿尼玛,把后者称为阿尼姆斯。这就是说,阿尼玛与阿尼姆斯是构建男人和女人心灵结构最根本的基质。男人并不完全是阳性的,女人也并不完全是阴性的。

心理分析的实践表明,男人会把自己的女性特质——阿尼玛投射到女性身上，而女性则会把自己的男性特质——阿尼姆斯投射到男性身上。这种投射最常见的形式体现在恋爱关系以及夫妻关系当中。这些看不见的内在伴侣会在我们没有觉察的情况下，对我们的亲密关系产生巨大的影响。

例如，"一见钟情"就是阿尼玛和阿尼姆斯所产生的积极投射效果。如果一个男人把阿尼玛意象的积极方面投射到一个女人身上，就会对她着迷，被她吸引。同样的，如果一个女人把阿尼姆斯意象的积极方面投射到一个男人身上，把他看作英雄、救世主和精神导师，也会被他迷惑，被他吸引，把他看作真命天子、理想的爱人。

分析性心理治疗的实践还告诉我们："梦中的情人"或现实生活中的"一见钟情"并不是两个人之间恋爱关系的体现。"梦中的情人"通常是自己的阿尼玛或阿尼姆斯想要跟我们沟通、融合。当"一见钟情"发生时，我们要想一想这中间到底发生了什么。如果这个外在的人，是我们阿尼玛/阿尼姆斯所投射的结果，那么这些投射的创造性能量要及时收回，以便我们内在的潜能得到最大程度的发挥。

现实世界中的大量案例也表明，完全建立在心理投射机制上的恋爱状态不会维持太长，它只能生存于幻想的世界中。一旦面临日常的琐碎，恋爱中的男女变得真实，那么来自无意识的具有魔力般的迷人意象就不可能投射到他们身上。影片中吉尔的惨痛教训正是如此。俗语中说的"婚姻是爱情的坟墓"也是这个意思。

现在，大家应该基本明白了以下现象：你疯狂地爱上某个自己根本不了解的人，他/她吸引你，只是因为他/她反映了你内在的阿尼玛/阿尼姆斯意象；在某种意义上可以说，你爱上的是你自己，而不是另外的人；尽管这样的爱情幻想美丽无比，但事实上，这是完全自私的心理状态。

那么，真正的爱是什么样的呢？心理咨询的经验告诉我们：只有当一个人真正去了解另一个人，把她/他当作一个真正的、具有独立人格的"人"来对待，并开始喜欢、关爱那个人，真爱才能产生。这样的真爱是很难得到的，需要我们付出努力去经营。但回报也是很明显的，只有这样，我们爱的能力才能变得成熟。此外，对另一个人有着现实的期待，意味着我们承担起了自己的幸福或不幸，而不是期待另一个人给予我们幸福，也不要因我们自己的坏情绪和挫败而责怪别人。

需要注意的是，投射并不总是坏的。从本质上来说，阿尼玛和阿尼姆斯的投射是非常自然的事件。阿尼玛和阿尼姆斯客观地存在于我们的心灵当中，如果它们不将自己投射到异性身上，我们将永远不能了解它们。通过投射，我们才能看到它们。每一次投射发生时，我们就有机会了解我们内在的灵魂。而且，许多恋爱关系往往都是以投射开始的，这就是生活。

荣格曾经提出："很少或从未有婚姻能够一帆风顺或毫无危机地发展成一种自性化的关系。如果没有痛苦，就没有意识的产生。"这就是说，爱情与婚姻是个体自性化过程的一部分。换种说法就是，爱情的目的不是幸福和美满，而是通过整合意识与无意识，成为一个完整的人。这么说可能会让充满浪漫期待的人们心里有些不舒服，但能培养你对对方独特个性的包容能力，增进双方的亲密关系，最终使双方都变成更为完整的个体。有关这方面的内容，作者在"禅疗四部曲"之《做自己的旁观者：用禅的智慧疗愈生命》一书中有专门的论述，有兴趣者可以去阅读。

## 四、同类影片推荐

### 完美的陌生人

（一）内容介绍

罗科与伊娃是一对夫妻。有一次，他们邀请了罗科的好友：柯西莫和比安卡夫妇、莱勒和卡尔洛塔夫妇、佩佩及他口中的新女友露琪拉一起来家里共进晚餐及赏月。佩佩是最后一个来的，在大家的期待下，他一个人来了，并说露琪拉因为发烧无法过来。

大家围坐在一起开始吃晚餐,他们谈起一个朋友的妻子,因为看到丈夫手机里的短信而分手的事。伊娃感慨,我们所有的信息都在里面,手机都变成了我们人生的黑匣子。有多少人分手,是因为其中的一个人看了另一个人的手机导致的呢?伊娃提议大家来玩个游戏,是一个找秘密的游戏,要求所有人把手机放在桌子上。在晚饭期间,收到的所有短信、电话,大家要一起看、一起听。所有为了显示自己是没有秘密的人都同意了,只有罗科和佩佩有些不愿意,但是在大家都同意的情况下,少数服从多数,他们开始了这个游戏。

结果,除了罗科和佩佩,所有人都是丑态百出……

(二)精彩看点

影片中的伊娃曾经问罗科为什么不愿意玩这个游戏,罗科回答:"因为我不喜欢,因为我们所有人都是脆弱的,多多少少都是。"是的,人与人之间的关系是脆弱的,生活也是脆弱的。

那么,在知道了这种脆弱性后,我们该怎么办呢?影片中的罗科对待他女儿和老婆的方式就值得我们借鉴。在一个有月食的夜晚,母亲伊娃看着女儿索菲亚在化妆准备出去,她翻了索菲亚的包,发现了一盒避孕套,为此母女两人又有了争吵。伊娃向丈夫罗科抱怨,罗科说:"我也不喜欢,但你不应该阻挠,还记得当初你父母不同意你跟我出去吗?你治疗过很多青少年,他们仍对你表示感谢,试着对她的事放开点。"并表示伊娃不应该去翻女儿的包。

过了一段时间以后,索菲亚给父亲罗科打电话征求意见:"我不知道怎么和你说,格雷(索菲亚男友)说他父母这周不在家,让我去他家睡,我不知道该怎么做,有点想去,但这不是我希望的。但我要是不去,也许他会误解,我该怎么办?"罗科说:"你不能因为他可能会生气,你就去,不能因为这个你就去。如果你去了,我希望你能享受到快乐。总之,我要和你说,索菲亚,这是重要的一晚,这是你人生中重要的一件事,不是一件明天和闺蜜说说就能过去的事。如果你觉得这是一件会让你高兴的事，那你就去做吧。但如果你不这么觉得，或者不确定的话，就别去。"

在伊娃问丈夫为什么现在想去做心理治疗的时候，罗科表示："已经有六个月了，也许咨询没啥用，但我希望尝试一下，这样做的话，如果我们分开了，我至少不会有遗憾。我至少知道了一件很重要的事，知道去掉地雷的雷管，就是不把每次讨论都变成争权夺霸的战场，退一步的那个人并不一定是弱者，反而是聪明人。唯一长久的夫妻是两个人里面的一人，不管是谁，愿意退后一步，而不是向前一步。我不希望我们分开，你完全变了，而我没有勇气改变。"

可以看出，罗科无论是和女儿还是老婆的交流总是充满了真诚。佩佩也是如此，他在不确定周围人能接受自己是个同性恋者，更不要说接受自己的"女朋友"露琪拉时，他选择单独赴约，对露琪拉采取了保护的态度。当罗科问佩佩下次是否可以介绍"女朋友"给他们认识时，佩佩拒绝了："我不会介绍他和你们认识，不是因为我怕你们说什么，恐怕我们已经听过太多了，而是因为你们另类的目光会让我们不舒服，我不希望他不舒服，我想保护他。如果你喜欢一个人，你会尽力保护他，让他远离这些是非。"

作者作为心理科医生，在临床上经常把《完美的陌生人》当作任务布置给那些以爱的名义"绑架""控制"配偶和家人的来访者。

## 处理丧失

### 一、剧情回眸

艾米丽女士毕业于哈佛大学法学院。她毕业后与她所工作的律师事务所的上司杰克结婚了，成为他的第二任妻子。杰克与前妻卡洛琳育有一子威尔，艾米丽与杰克、威尔一起生活。

艾米丽与杰克的女儿伊莎贝尔出生3天后就去世了，她的生活变得一团糟。那天晚上，艾米丽将女儿抱在怀里喂奶，她因为太过疲惫就睡着了。杰克也睡着了。等艾米丽醒来的时候，发现女儿已经没有了呼吸，他俩为此伤心不已。

艾米丽与威尔的关系有些紧张。威尔的母亲卡洛琳一直觉得艾米丽没有好好照顾威尔，而艾米丽一直觉得卡洛琳对威尔的限制太多。威尔自己也一直不愿意接受他父母分开的事实。

有一次，艾米丽接威尔放学回家的时候，威尔向艾米丽说起ebay的事，说起他有一个同学的父亲在ebay上出售不用的东西，并建议艾米丽可以将不用的婴儿车等物品放在上面售卖。艾米丽并不愿意接受这个建议，立马变得情绪激动，要求威尔闭嘴。

艾米丽再次去接威尔时，主动对威尔示好，并邀请他一起去吃冰激凌，但威尔却表示他对乳制品过敏。艾米丽不以为然，以为是卡洛琳对威尔管得太严格的缘故。后来，威尔同意了，艾米丽表示可以在冰激凌上面淋上一种抗过敏的药物，这样就不会难受了。艾米丽和威尔在吃冰激凌的时候说起伊莎贝尔，威尔说卡洛琳曾告诉他，在犹太法律里，婴儿出生如果没有活过七天的话根本不算一个人。艾米丽听到这样的言语，情绪再次失控，拉着威尔离开了冰激凌店。在路上威尔表示和艾米丽分享一些秘密的感觉不错。

杰克和艾米丽带着威尔去参加聚会，他们一起吃了豆泥。在聚会的时候，威尔突然出现腹泻了，艾米丽以为是冰激凌的缘故，杰克和威尔也为此而责怪艾米丽。第二天，艾米丽的母亲来看她，无意中说到聚会上的小孩吃了豆泥都腹泻了，艾米丽听完很开心——不是自己害得威尔腹泻。她迫不及待地告诉威尔不是冰激凌的缘故。

威尔去参加一所贵族小学的面试，但面试并没有通过，卡洛琳再次和杰克在学校门口发生了争吵。艾米丽只能将威尔先带走，并决定带着威尔去滑冰。他们在滑冰场上谈论小学的事情，艾米丽安慰了威尔。当她看到威尔在建议下尝试自己练习滑冰后，艾米丽感受到了一丝久违的放松。

杰克回家后发现艾米丽和威尔在准备晚餐。当威尔离开去拿东西的时候，杰克告诉艾米丽，卡洛琳怀孕了。但是艾米丽此刻已经听不下去了，卡洛琳怀孕的事再次刺痛了她，他们再次争吵。而此时，威尔也从他们的争吵中知道了母亲怀孕的事。卡洛琳为此大发雷霆，她本来告诉杰克先不要让威尔知道这件事。卡洛琳与艾米丽争吵，禁止她再接近自己的孩子，并表示孩子与她在一起是不会安全的，这再次揭开了艾米丽的伤疤。

艾米丽的妈妈来看她，她发现妈妈准备跟一个人约会。当得知这个人是父亲时，艾米丽难以接受，与母亲争吵后离开。原来，艾米丽的父亲也是一名律师，在艾米丽小时候就因出轨而与母亲分开了，艾米丽一直很恨父亲。

就这样，艾米丽的内心似乎存在一头"愤怒的狼"，它会因身边亲人不经意间的一句话就出来"咬人"。幸运的是，受威尔所托，卡洛琳在与病理专家一起研究了伊莎贝尔的死亡报告后，从医学科学的角度告诉艾米丽：没有任何证据表明伊莎贝尔是被闷死的，她确实是猝死的，与艾米丽无关。艾米丽放声痛哭，开始释怀，并发现了自己在威尔心中的地位。

## 二、剧情解读

这是由唐·罗斯执导的电影《另一个女人》里的故事，原名《爱以及其他不可能的诉求》，根据阿耶莱·沃尔德曼的同名小说改编而成。

影片中的艾米丽自从孩子伊莎贝尔意外去世后，她就活在了"创伤后应激状态"中。只要有人或相关物品触动她内在的伤疤，艾米丽就会变得歇斯底里。从理论上说，法医都鉴定孩子是因为"婴儿猝死综合征"去世的，艾米丽应该可以释怀了。但为什么艾米丽还是那么痛苦呢？

在心理治疗师看来，这是因为艾米丽并没有在情感层面处理曾经的丧失。

更重要的原因是，艾米丽一直不敢告诉杰克，她在给孩子喂完奶后没有将其放在摇篮里，而是一直抱着了，她以为是自己闷死了孩子。这种不能与外人道的愧疚感深深地折磨着艾米丽。还有，在与威尔的交往过程中，艾米丽所造成的意外导致卡洛琳和杰克对她产生了误解，这就不断地加深了她对自己母亲角色"不称职"的印象。

此外，在艾米丽的成长过程中，她的父亲并不那么称职。在参加有关关爱失去孩子的母亲的活动上，艾米丽对于父亲的出现很抵触。她与父亲大吵一架，将陪伴她的丈夫、父母、威尔等全部都赶走了。从精神分析的角度看，如果女孩在成长过程中没有处理好与父亲的关系，那么她很可能在成年后也难以处理与其他男人的关系。这一点杰克觉察到了，当艾米丽回到家，跟他表示了歉意并希望能重新开始时，杰克表示艾米丽恰恰对爱她的人是最苛刻的，包括他和威尔。

解铃还须系铃人。艾米丽走出丧失和内疚的痛苦，除了卡洛琳从医学科学的角度提供确切的证据支持之外，父亲、威尔和杰克在其中所起的作用也是很大的。

有一次，艾米丽离开了家，她在街头偶遇了父亲。父亲表示他从威尔处得知她离开了家，艾米丽表示可能自己并不适合这样的家。父亲说："过去我确实不是一个合格的父亲，但我并不是一个坏人。我曾经想我不太适合待在这里，所以你母亲让我滚的时候我没有争取。我没有争取到她，也没有争取到你。不要犯我曾经犯过的同样错误。"艾米丽表示自己犯的错都已经发生了，而且也已经被惩罚过了，为什么伊莎贝尔还是死了呢？父亲表示："难道你要停止生活吗？这就是你想要的吗？"艾米丽因为之前说过的那些伤人的话哭着向父亲道歉。

卡洛琳结婚时邀请了威尔和杰克一起参加婚礼，威尔让父亲联系了艾米丽。艾米丽很疑惑，问威尔为什么会想要她一起去。威尔说："既然你是我妹妹的妈妈，那我们就是一家人。"艾米丽说："是啊，我永远是你妹妹的母亲。"当被问及为什么现在不一起住了的时候，艾米丽表示："因为我不是你们这样的人。"威尔却表示，即使她不是最好的，也会有人爱她，也会有爱她的家人。一天，艾米丽带威尔来到中央公园。她将自己小时候收到的遥控帆船送给了威尔，并告诉他卡洛琳的孩子出生了。这时的艾米丽已经能够坦然地说起自己的伊莎贝尔已经消失了，威尔却表示在佛教里有轮回一说。艾米丽看着威尔，微微地笑了。

在心理治疗师看来，无论是父亲与艾米丽还是威尔与艾米丽的交流，都是发生在情感层面的，所以是有效的。此后，艾米丽将孩子的照片放进相框并摆放出来。她终于能够正视孩子的离开，并开始在ebay上售卖那些婴儿用品，开始了新的生活。

### 三、延伸与思考

妥当处理丧失问题

显然，《另一个女人》这部电影讲述的是一个关于丧失或者叫哀伤的故事。

任何人在失去所爱或所依附的对象，特别是这个对象还是亲人的时候所陷入的境况就是哀伤。

一个人在有生之年失去的东西数不胜数，也可以说不可避免，这些东西无不浸润了我们的情感，有的是成长性的损失，如青春期的发育、失恋、单相思、毕业、就业、失业、下岗、结婚、搬家等；有的是创伤性的损失，如曾经发生的汶川地震、日本的海啸、美国的"9·11"事件、马航事件、新冠疫情、交通意外等所造成人的死亡和财物的损失，这种损失带来的压力与创伤源于它的突发和不可预测性；还有的是预期性的损失，而这些损失尚未真正地发生，却又在人的预期之内，会给人带来预期性的悲伤反应，电影《当怪物来敲门》和《没有我的日子》都是在讲述这个问题。

科恩伯格曾经说过:"一切的人类关系终将结束,而人类会遭受丧失、抛弃但最后的杀手锏却是死亡。"《另一个女人》这部电影所要呈现的正是死亡这种创伤性损失。我们所有人都可能会遭遇与我们所爱之人分离,虽然说这些分离基本上无法避免,但如果这样的分离是在突如其来的情况下发生的,我们当时完全没有做好准备,那么接受它就会变得异常艰难,而且死亡犹如一张单程车票——有去无回,它带给人的创痛就更加难以平复。

对于旁人来说,影片中威尔所说的"在犹太法律里,新生的婴儿如果没有活过七天的话根本不算一个人"的确有几分道理,然而,对艾米丽来说,就算伊莎贝尔还在自己的肚子里,她也是实实在在的人。所以,这种丧失给艾米丽带来的痛苦是深刻的。

像影片中的艾米丽一样,许多遭受丧失的创伤者变得像刺猬,他们随时会竖起自己的"尖刺",他们身边的人说话、做事都必须小心翼翼;他们还像是一个脆弱的玻璃器皿,一碰就碎,一旦有人触碰到伤口,他们就会歇斯底里地发作起来。

面对丧失该怎么处理呢?

心理治疗的经验告诉我们,丧失需要哀伤修复,包括确认和理解丧失的真实性,表达、调整和控制悲伤,应对由于丧失所带来的环境和社会的改变,转移与丧失的客体的心理联系,修复内部的和社会环境中的自我,等等。按照精神分析学家弗洛伊德的早期哀伤理论,哀伤处理就是主观地切断与丧失的客体的情感依恋,使心理能量能够从原有的关系中抽离并释放出来,将力比多自由地投注在新客体上,直到生者的哀伤最终可以画上休止符。

另一位精神分析学家温尼科特提出"过渡性客体"的观念,它可以帮助我们认识和处理哀伤。人在成长过程中会与身边的人建立有情感和意义的连接关系,面对丧失,我们更会寄情于身边的人和事,特别是与逝者有关的人和事。我们的情感会渐渐从失去的人或物身上转而投注在新的人或对象上,即投注在我们称之为"过渡性客体"的对象身上。本影片中艾米丽与威尔的关系就是这种连接的很好注解。

从精神分析的角度可以这么说，丧失问题的处理关系到所有精神心理疾病的治疗。换句话说就是，及时地处理好丧失问题，许多精神心理疾病就不存在了。

**四、同类影片推荐**

没有我的日子

（一）内容介绍

安是大学里的女清洁员，性格开朗，人又勤奋好学（一边工作，一边学习）。但安的生活并不光鲜亮丽，父亲在她童年时期就入狱了，母亲万念俱灰，整日抱怨这个世界，香烟从不离手，经常会在房间里看着老电影偷偷地哭泣。安与丈夫Don以及两个女儿在母亲家后院的车房里生活。生活虽然艰辛，但充满了欢笑：丈夫不嫌弃被她冰冷的身躯冻醒，甚至会边开玩笑边帮她焐脚；两个可爱的女儿喜欢与她在一起，更喜欢听她讲故事；丈夫有了新的工作，生活的改善指日可待；丈夫爱她，也依赖她，喜欢听她唱歌。

有一次，安因腹痛晕倒在房间里，被母亲及时发现。在医院待了整整一天的安，最终被告知得了癌症，目前已转移。由于癌细胞扩散得飞快，她只剩下两到三个月的生命。这对谁来说都如晴天霹雳，更何况是只有23岁的安。

生活中，安一切照旧，该做什么就做什么。安15岁时在Nirvana最后的演唱会上遇到Don。当时安在大哭，Don由于没有手绢，就脱下T恤给她擦泪。于是两人就开始交往了。17岁时安生下第一个女儿，19岁时生第二个女儿。日子就这样平淡地过着，她也从未想过什么。现在安却有了想法。安坐在咖啡馆里记下了"死前要做的事情"：每天向女儿们说几遍"我爱你";替 Don 找个女儿们喜欢的新老婆;给女儿们 18 岁前的每个生日录好生日祝福;全家去海滨野餐;随心所欲地吸烟、喝酒;说我所想;和其他男人做爱,体验一下那是什么感觉;让某人爱上我;去监狱探望爸爸;美甲、做头发。

因缘际会,安的这些愿望一一实现了,除了全家去海滨野餐未能如愿。

安给女儿们的生日留言录了整整一箱,最终托付给医生在每年孩子生日时寄出。同样,安给母亲以及丈夫也都留了言。她不想在最后的时刻让家人在医院里揪心奔忙。

新来的邻居也叫安,女儿们甚是喜欢她。安躺在床上,望着丈夫和邻居安与两个孩子一起其乐融融做饭的样子,仿佛看到了自己死后他们的生活,她微笑着欣慰于这"没有我的日子"。

(二)精彩看点

这是一部讲述如何处理"预期性丧失"的电影。

许多年轻人都会认为老年人比他们更接近死亡。的确,从现实的角度说,即使是现在,也很少有人能活到 100 岁,因此,老年人从某种意义上来说更接近死亡。但是,在存在主义哲学家和心理治疗师看来,这种观点是一种自欺的行为。这是因为,死亡常常被比喻为明天可能出意外,这种可能性对任何年龄的人来说都是永远存在的。萨特曾经把死亡描述成灵活的限制,它依据情况可能更近,也可能更远。如果一个人昨天发高烧,那么他昨天就比今天(如果他今天已经康复)离死亡更近。

存在主义心理治疗的经验告诉我们,只有当一个人完全意识到他一定会死,并且按照这种认识行事时,他才会真正地开始存在并开始自力更生。在他为自己的死负责的同时,他也为自己的人生负责,为他选择的生活方式负责。只有真正意识到人必有一死才能战胜自欺,让自己毫无遗憾地生活。

法国的存在主义女哲学家西蒙娜·德·波伏娃认为，对死亡的这种态度是冒险的人的一个基本特征——他更看重的是对自由的肯定而不是胆小地进行自我保护。她曾经说道："即便死亡也不是坏事，因为从他是必死的这个意义上来讲，他是一个人：他必须把死亡看作他的人生自然的限制，看作人生的每一步可能会遇到的危险。"也就是说，不敢冒险的人不能完全地过自己的人生，因为他们害怕死亡，但他们最终还是只有一死。他们终会死亡，然而，却未真正地享受生活。从比喻意义上说，他们已经死过无数次了，或者说，他们从来没有活过。这或许就是莎士比亚所说的"懦夫在未死以前就已经死了好多次，勇士一生只死一次"的含义。

不管你是年老还是年少，不管你是男性还是女性，也不管你是富有还是贫穷，这部《没有我的日子》的电影都值得你认真地去观看。

## 找回内在的自己

### 一、剧情回眸

马里恩女士，50岁左右，是女子学院哲学系主任。她在市区租了一间公寓，准备写一本新作。马里恩去那里的第一天早上刚要开始写作时，一件奇怪的事情发生了：从通风管道里传来了隔壁咨询室里来访者与心理治疗师的声音，那是一个女人的声音，相当的痛苦，有种撕心裂肺的感觉。马里恩开始对这个来访者有些好奇。她轻轻地打开门缝，看到走廊里有一个孕妇在整理自己的妆容。

第二天早上，马里恩的弟媳跟她借钱，并告诉马里恩有关她弟弟对她的看法："从某种意义上说，他挺崇拜你。可是，他也同样恨你。"马里恩当时为被弟媳打乱的工作节奏而生气。傍晚来临时，她莫名其妙地开始觉得焦虑，端起茶杯走近通风口开始聆听:"……真不敢相信我在说这样的话。最近我对自己的婚姻总有一些奇怪的想法。似乎它开始破碎了,而我想方设法去否认。我得承认,有时我会怀疑自己的选择是否正确。我跟你说过之前还有一个人,我最后一次见他是几年之前,我结婚前夕的一次聚会上……"

此时,马里恩的记忆也回到了自己结婚前夕的聚会上:她一边与自己的蓝颜知己相拥而吻,一边又觉得这是件疯狂的事——自己要结婚了,不应该这样。后来,丈夫肯的前妻来还东西,显得对马里恩这个"小三"非常气愤。马里恩有些受伤。蓝颜知己希望马里恩改变心意,认为肯太一本正经了,既冷酷又乏味,是假正经。两人不欢而散……

通风口里的声音继续:"我常常对真爱感到疑惑。或者可以说,我尽量让自己不去想真爱。我不是指我经历的那些事情。它很深,很强烈,我觉得自己有些害怕了。因为我觉得太……"

有一次,马里恩在跟踪来访者孕妇的过程中意外碰到自己多年没见的演员好友。马里恩与好友的丈夫相谈甚欢,这让好友甚是吃醋。最后,他们还谈及当年由于马里恩不顾及别人的感受,好友才离开了。原来,当年好友喜欢一个男生,但该男生却喜欢马里恩,两人还经常在一起,这让好友认为他们之间关系暧昧。

翌日,马里恩无意间听到肯的女儿与其男友之间的谈话,原来小女孩认为马里恩是个喜欢评价别人的人。那天,她再也写不下去了,觉得需要呼吸一点新鲜空气。她漫无目的地在街上走着,试图整理一下混乱的思维。她不知道自己走了多长时间,等她再抬起头来的时候,已经离她的房子很远了。她来到弟弟那里,让弟弟很吃惊。经过一番交流,马里恩得知两人现在的关系确实与自己有关,用弟弟的话说,"当我意识到我继续追着你跑会让你很不舒服时,我就放弃了"。原来马里恩曾这样评价过弟弟的写作:"太华而不实,感情过于丰富,太伤感。你的梦想或许对你自己有意义,但对于旁观者来说,会让人不安。"

一天晚上,马里恩无精打采地陪同丈夫和他的朋友聚餐。回到家后,马里恩与丈夫就他天天与朋友相聚、不能和她单独在一起发生了争执。躺在床上的马里恩回想起梦中前夫山姆的话,回想起他们的过往:在山姆生日的时候,马里恩送了他一副面具,两人隔着面具甜美地热吻起来。

第二天早上起来,马里恩才想起还没有给肯买结婚纪念日的礼物。她花了很长时间,不知道买什么。无意之中,马里恩在餐馆里看到朋友的对面坐着的是自己的丈夫肯,他正深情地望着朋友,并抚摸着她的手。马里恩失声痛哭。

回到家,马里恩向肯诉说今天在餐厅里见到的事,并分析说,肯跟她一样,一直很孤单。接下来的一天,马里恩什么也没做,大部分时间都在街上走,思考她的人生,想理清自己的思绪。后来她与弟弟聊了聊,决定离开肯重新开始,并多花些时间陪在家人身边。马里恩继续工作,进展很顺利,没有什么能够分散她的注意力。她的思路很顺畅,她也充满了力量。

一个星期天的早上,马里恩在休息时翻开拉里·刘易斯(马里恩的蓝颜知己)的小说。她对那个叫海琳凯的角色很好奇,因为据说写的是她。当马里恩合上书时,她的心里充满渴望和希冀。"不知道记忆应该是你拥有的东西,还是你失去的东西"。很长时间以来,她第一次感到一种内心的安宁。

**二、剧情解读**

这是由伍迪·艾伦执导的电影《另一个女人》里讲述的故事。

影片中的马里恩女士代表着现代社会中的许多"成功女性",她曾经说过这样的话:"当我 50 岁时,如果有人让我评价自己的一生,我会说,无论是从生活还是事业角度讲,我都挺有成就感。此外,我还想说'我不想再深究',不是说我怕暴露自己性格中的阴暗面,只是,我总想随它去吧。"

然而,在心理治疗师看来,在表面"成就"的掩盖之下,马里恩把内在的自己弄丢了。影片中，隔壁咨询室里的那位女士就是马里恩内心深处一直被忽略的另一个自己。这个"内在的马里恩"充满着孤独：

> 我只知道自己会在半夜醒来。时间久了就有一些阴影。我便开始对自己的生活产生了困惑，就好像生活中有些东西不真实了，充满了欺骗。而这些欺骗变得越来越多，越来越多，而且那么多都跟我有关。以至于我都不知道自己到底是谁了，然后我突然开始淌汗。我坐在床上，心怦怦地跳。我看着旁边睡着的丈夫，他对我来说竟然好像陌生人一样。我打开灯，把他叫醒，让他抱紧我……很长时间过去了，我才找到自己的方向。可之前有一个时刻就像是窗帘打开了，我能清晰地看到自己，而且我很害怕自己看到的。我渴望的是什么，我感到困惑。我不知道我是否该结束生命，结束一切……

如果我们用马里恩这个名字代替咨询室里的孕妇，那么有一段治疗过程会是这样的：

……
治疗师：是什么让你这么愤怒？
马里恩：生活！
治疗师：生活？
马里恩：整个世界，残忍、不公平、人类的痛苦、疾病、衰老、死亡……
治疗师：这些太抽象了，请不要担心人类的问题。要先安排好自己的生活。

这不就是马里恩作为哲学教授的痛苦吗?她牺牲个人本真的生活,活在"自欺欺人"的生活中,"永远摆脱不了谎言"。从存在主义心理治疗的角度说,这种"丢失自我"的生活在本质上是一种"自杀"行为,所以影片中的治疗师才说:"等她希望摆脱的那一天就没事了。我得抓紧时间,我要阻止她自杀。她已经开始了自杀。不会很突然的……会慢慢地,一步一步地来,从很小的时候她就在准备了。"

影片还借用马里恩父亲的话来表达这一观点,他是这样说的:

> 我的人生马上就要结束了。现在我心里只有懊悔。我懊悔的是跟我生活了一辈子的那个女人并不是我最爱的女人;懊悔我跟我儿子之间没有爱,那都是我的错;懊悔我对女儿太严厉了,要求太苛刻,没有给她足够的同情。为此,我很痛苦,一直崇拜那些伟大的历史人物,虽然我在自己的领域取得了一定的成就,但是我对自己的要求很少……

幸运的是,马里恩在经历过痛苦的自我探索之后,在拉里小说中的人物——海琳凯的身上看到了自己美好的一面。作为心理治疗师,作者相信马里恩会在余生中平衡她的生活,适当放下她作为哲学教授的那份冷酷和理智,让自己的生活在内在情感的引导下热情洋溢,因为她认同了拉里小说中的海琳凯。原文是这样说的:

> ……海琳凯和我是偶尔遇到的,那时候我们都在买音乐会的票。我认识她,因为她是我的一个熟人的情人。最近他们刚刚决定要结婚,这对我个人来说简直无法忍受,因为自从朋友给我介绍她时我就爱上了她。我说服她跟我一起喝一杯。那是我们认识以后第一次单独在一起。她很

可爱，我说话又多又快，以为我对她的喜爱让她很不安。我觉得自己表现得很明显，心里很不安。我们在中央公园散步，谈了很多。我告诉她我正要写一本书，想要到西部生活。她很兴奋地跟我讲她要结婚了。我觉得她有点太过于兴奋，好像她要说服的是她自己，而不是我。不久就开始下雨了，我们跑进一个地道躲雨。那时，我在想她真是个迷人的女人，那一刻她非常漂亮。我想把我的想法都告诉她，因为我的感情很难控制。我觉得她知道这一切，才让她害怕。但是本能告诉我，如果我吻了她，她会回应我。她的吻充满激情，我知道这种感觉我再也不会找到。然后，她忽然停下来，我就这样被推开了。但是一切都完了，我现在明白，如果有一天，她能释放自己的感情，那么她会是个热情洋溢的人……

### 三、延伸与思考

找回内在的自己

影片中的马里恩在事业有成的同时，出现了"存在性危机"或者说"中年危机"。该影片借用咨询室中的声音来表达马里恩的人生现状。

我很难过，今天碰到一个很悲伤的女人。那个女人，你会觉得她拥有一切。但并不是那样，她一无所有。这让我很害怕。因为我觉得如果我不能阻止自己，总有一天我也会变成那样。她不允许自己有感情，最后的结果是她过着一种冷清的精神生活，跟周围的所有人都疏远了。我们以前谈过这个，她就是这样的人。这么长时间以来，她一直假装一切都很好。但是，你能看出来……看出来她很失落。几年前，她堕过一次胎，现在后悔了。她用各种借口来宽慰自己，但是我知道她是个聪明的女人，很有成就。但跟我一样，她……你知道，感情一直会让我很不安。我离开了让我觉得害怕的男人，因为他们强烈的感情让我害怕。我想人的感情不能掩盖，你知道。我不希望像她那样某一天忽然抬起头来，发现生活里什么都没有。不管怎样，在我们吃饭的时候，发生了一件很难堪的事。我们聊着聊着，她看到了自己的朋友……

最近几年，作者接诊过越来越多类似马里恩的来访者。从存在主义心理治疗的角度说，她们被"困住"了；她们的理智越来越发达，但感受、体验的能力却在逐渐衰退。这也是作者着迷于存在主义心理治疗的原因：如果心理治疗师不能让来访者作为个体恢复对生活的感受，那么我们简直是在"杀人"。作者经常在临床心理治疗工作之余问自己：我是应该帮助来访者更好地适应社会呢，还是帮助他们更好地做自己？

存在主义心理学家罗洛·梅曾经提出："把适应作为治疗的目的就意味着治疗者是这个社会的心理警察，一种我，作为一个人，从内心感到厌恶的角色。"美国另一位心理治疗师理查德·巴格迪更是尖锐地指出："你让来访者做他自己，这会给他带来很多麻烦；但是，如果你让来访者适应社会，那么等于是杀了他。"这两句话作者一直铭记在心，并作为自己临床心理治疗的指南。

该影片中的马里恩就是一个非常适应"男权社会"的"成功"女性，但同时，她也是一个在"自杀"的人——那个外在的"假我"在旺盛地生长，而她内心的那个"真我"似乎在人生某个阶段就几近被杀死了。

如何帮助来访者找回内在那个真实的自我？存在主义心理治疗可以提供这样的方法。罗洛·梅在他的著作《人的自我寻求》中曾经谈到如何重新发现自我："一个人若要认清自我、做真实的自己，必须恢复对自己身体和情感的体验。简单地说，可以概括成三点：体验自己的感受，知道自己的需要，了解自己的无意识。"借用一首歌词来说：

跟着感觉走，紧抓住梦的手，脚步越来越轻越来越快活，尽情挥洒自己的笑容，爱情会在任何地方留我。

跟着感觉走，紧抓住梦的手，蓝天越来越近越来越温柔，心情就像风一样自由，突然发现一个完全不同的我。

……

## 四、同类影片推荐

### 黑天鹅

（一）内容介绍

妮娜是一名芭蕾舞演员，与母亲相依为命，生活在纽约。在妮娜所在的芭蕾舞团中的领舞者贝丝退休之后，妮娜因为长期以来的优秀表现有机会成为著名的《天鹅湖》中女一号的候选人。

《天鹅湖》讲述的是一个被困在白天鹅的躯壳里的女子，需要王子的爱情才能打破魔咒。本来她与王子相恋，但是她的姐妹黑天鹅却勾引了王子，白天鹅只能跳下悬崖来唤醒王子。导演托马斯觉得妮娜拥有白天鹅的高尚与纯洁，她的气质很符合白天鹅，却无法演出黑天鹅的激情和带着毁灭性的热情。而此时，舞团里来了一个叫莉莉的女孩，她的舞姿轻盈中带着热情，托马斯对她也有很大的期待。

妮娜开始为演出而刻苦练习，与此同时，贝丝因为责怪托马斯不再给她演出机会而策划了一场车祸来报复。妮娜为此很自责，觉得是自己取代了贝丝。她一直很羡慕贝丝，希望自己能够成为贝丝那样完美的人，她甚至偷偷拿了贝丝用过的一些东西来收藏。

在演出中，妮娜扮演的白天鹅备受赞扬，而她的黑天鹅却总是难以演出激情。托马斯在得知妮娜的生活状态后给她布置了家庭作业：自慰。妮娜在一次醒来后尝试着去做，在做到一半的时候却发现母亲坐在自己的床边休息。

妮娜为了演出一直在练习，每天都是很晚才回家。渐渐地，来自母亲的控制、舞团中其他演员的嫉妒及托马斯的一些责骂让妮娜很郁闷。妮娜常常发现自己的背部有抓痕，或者有时会错认为是自己的手指上有血迹。其间，穿着黑衣服的莉莉也经常出现在妮娜面前。莉莉看到妮娜一个人在练舞室哭泣后对托马斯说希望他少责骂妮娜，但是妮娜并不接受莉莉的好意，她反而与莉莉争吵。

妮娜回到家后，与母亲因为一些事发生争执。她听到有人敲门，母亲去开门回来说没人，妮娜不信，她走到门口发现莉莉在，莉莉是来邀请她去酒吧玩的，因为过两天就是演出的日子了。在酒吧，莉莉看到妮娜心不在焉的样子，就邀请她去换了一件背心，并问她要不要尝试喝酒。妮娜答应了，她向往莉莉的自由和无拘无束的样子。她在酒吧尝试磕了一些药，喝了酒，和刚认识的男士聊天、做爱。回到家后，面对母亲的责问，妮娜冲进自己的房间，并关上门说自己不再是小女孩了，她需要隐私。后来，妮娜与莉莉在房间里接吻、做爱。在这一场幻想的性事中，妮娜完全释放了自己。

第二天一早，妮娜去了剧院彩排，托马斯发现她的表演开始有了激情，有了很大的进步。但是，当天晚上，她却被告知莉莉就是她的替补，妮娜在随时会被人取代的压力下，再次开始练习。在所有人都离开后，妮娜偶然发现莉莉和托马斯在做爱。她回到家，发现母亲所作的一些画像全部都在看着她，她疯狂地撕碎了那些画像，关上了门，不让母亲进来，她却在激动之下晕了过去。

终于，妮娜疯狂地生活了一回。她敢于对抗母亲，敢于拿刀杀害莉莉（其实是幻觉）……之后她成功地演出了邪恶的黑天鹅那一幕，满含深情的表演让她似乎变成了一只真正的黑天鹅，两只舞动的胳膊变成了一双翅膀，充满了惊艳的美。

## （二）精彩看点

该影片中妮娜的母亲一直把她当作自己的精神支柱，希望把她培养成为一名出色的芭蕾舞演员。她控制着妮娜的一点一滴，28岁的妮娜被母亲当作孩子一样照顾，她强迫妮娜一直学习芭蕾，"如果不是我一直跟着你学芭蕾，你早就放弃了"，母亲会帮妮娜剪指甲、穿脱衣服。一旦妮娜稍有反抗，她就会对妮娜说，"为了生下你，我牺牲了自己的事业"等言语，这些言语也禁锢着妮娜，使她成为一个"好孩子"或者说"永恒的少女"。

当这些声音内化之后，妮娜在跳舞时总是过度关注每个动作的完美性，这对演黑天鹅是不利的。因为，黑天鹅的表演需要由内向外迸发出激情。借用导演托马斯的话说就是："完美不是控制出来的，而是爆发出来的，超越自己、征服自己、征服观众。"

借用分析性心理治疗的话说，妮娜只有在成功地"弑母"，摆脱"内在母亲"的控制之后，才有可能活出自己。电影的下半部分就是围绕这一主题展开的。有一次，母亲为了阻止妮娜去参加演出，她卸掉了门把手。她觉得这个角色会害了妮娜，她追问："我的乖孩子去哪里了。"妮娜却说："她死了。"随后妮娜离开了家，赶到剧院。

在心理治疗师的眼中，适合演白天鹅的妮娜是个完美主义者和"母亲的女儿"，适合演黑天鹅的妮娜才是她自己。可以这么说，妮娜完成黑天鹅这一角色扮演的主要原因，在于她放弃了完美主义、放下了强大的意识控制。如果从禅学的角度看，她打破了强大的理性思维，使外在的"假我"与内在的"真我"获得了整合。如果用心理学的语言来描述，她突破了自己强大的心理防御系统，使阴影得到了整合。

作者经常把观看这部影片布置给强迫症患者以及受困于"中国式"教育的青少年们当家庭作业。下面列举两则影片的观后感。

第一则是一位患有失眠、强迫症的中年女士的观后感。影片中，妮娜的母亲过分地呵护着28岁的她成长，把她当作自己实现梦想的工具。所以妮娜是那么娇小、懦弱，内心充满了压抑、挣扎。而在现实生活中，我对孩子也放心不下，希望孩子能按照自己设计的道路前行，却忽略了孩子的感受，影片也让我明白：不经历风雨，怎么见彩虹。所以，我要放手，让孩子自己去规划人生蓝图，我不是主宰者，只能是参谋、旁观者。是我用错误的爱伤了孩子，不仅让孩子伤心，也成了他的负担。同时，影片中的妮娜在巨大的压力下产生了幻觉，最后用玻璃碎片插入自己的身体。这是妮娜在长期以来的压抑心态下产生的，面对同事莉莉的到来措手不及，对自己没有信心，放不开。这一点，我有同感，我在生活中，有时瞻前顾后，迟迟下不了决心，做事有时会犹豫不决，遇事、遇问题不喜欢同他人分享，而是一个人默默地承担着一切。不开心的事都积压在心底，不想让别人知道，不愿意让别人来分担。经过三个月的"禅疗"让我明白，没有放不下的事，没有过不去的坎儿。我在慢慢适应中，让自己试着成长。

　　第二则是一位患有强迫症的高二学生的观后感。制片人要制作一部舞台剧《天鹅湖》，希望找到一个能演绎白天鹅与黑天鹅两种风格的演员。妮娜很想得到这个角色，但是她并不适合演黑天鹅。然而，她还是想尝试一下，她费尽口舌才得到了替补的角色。为了真正得到这个角色，她很辛苦地练习。但情况并不是很乐观，她依旧演不出黑天鹅的感觉。沮丧的她倒头就睡。在梦里，她看到了另一个自己，那个自己告诉她：我是你的化身，我一直住在你心里，但是你从来没有察觉到我的存在。其实，我不是你眼里黑暗的一面，相反，你很需要我。梦醒了，而妮娜也大彻大悟。她决定放开自己，出去疯狂一次，她去唱歌，去电影院，去小摊吃烧烤……这些都是她从前不敢做的事。她还是会坚持练舞，但只局限在规定的时间内,其他的时间她都在释放自己。而后,她发现,黑天鹅的舞蹈她似乎游刃有余了,她进步得非常快。当演出快要到来的时候,制片人最后要再检查一下大家的表演,他惊喜地发现妮娜的舞蹈进步很大,她的黑天鹅演得很好,而且白天鹅演得更是唯美,于是在最后关头,他决定让妮娜来演。最后,妮娜的演出非常成功,她成了万众瞩目的主角。

## 处理与生命中重要男性的关系

### 一、剧情回眸

贝儿是一个既漂亮又善良的女孩,她有两个姐姐和三个哥哥,母亲在生她时去世了,父亲是一个富有的商人。一次意外事故使他们家的三艘船在海里沉没了,货物被别人侵占,家道开始走向衰落,全家人从城里搬到乡下住。然而,在姐姐们所讨厌的乡下,贝儿却能自得其乐。

有一次,父亲在寻找儿子马克西姆的过程中差点被儿子的仇人伯久加斯杀害。在回家的路上,父亲独自在寒风凛冽中前行,他期待马克西姆已经到家了。由于天黑,父亲不慎误入野兽居住的城堡。父亲发现城堡中有许多金银珠宝和化妆品,他没有拿珠宝,只是挑了一些孩子们需要的礼物。然后他采了一朵红玫瑰,那是他最心爱的小女儿贝儿想要的。

这时,不幸的事发生了,一直处于沉睡状态的野兽苏醒了。野兽告诉贝儿的父亲要"以一命换一朵玫瑰",贝儿的父亲说他"爱她(贝儿)胜过世上的一切",愿意在把礼物送回家后回来领死。

贝儿在知道事情的真相后不忍心看着父母都因自己而丧命,遂乘其不备地把父亲和哥哥姐姐们关在房中,独自骑着被野兽下了咒语的马来到城堡,准备以自己的自由来交换父亲的生命。野兽告诉贝儿："如果你愿意接受我，我会满足你所有的愿望。"贝儿生气地回答："像你这样的野兽怎么可能跟我这样的女人在一起？"野兽也愤怒地说道："等着瞧，不准看我，我知道我是谁，我会变成你想要的，不过还是我。"

第二天，野兽跟贝儿道歉，说："昨晚我很抱歉，你说得对，如果这里没有你，那就太荒芜了，你喜欢我的礼物吗？"贝儿说她想家了，希望用一支舞换取见家人一面的机会。野兽跟她说："忘了他们吧，他们已经不存在了。"贝儿回答："我真希望能像你一样，不想念过去。"野兽却说自己什么也没有。

在跳舞时，野兽显得有些僵化和呆板，贝儿把它的手放在自己的腰上，开始带着它翩翩起舞。突然，贝儿感觉自己像在梦中的王宫里跟王子在跳舞一样，场面显得非常温馨，可是当野兽问她："你爱我吗？"贝儿一把推开野兽，说道："我们有交易，遵守你的承诺。"野兽回答："我很久没有对谁承诺过了。"贝儿说："你穿着国王的衣服，你以为你就是国王，但事实是一头猛烈的、孤独的野兽。我试着接受你，但会令人恶心，我不会跟你的。"

晚上，贝儿无意中看到了野兽的另一面——残忍地吃着东西，她吓坏了，疯狂地向外跑，野兽也不停地追。在旷野中，贝儿被野兽击倒，野兽问她："告诉我，他们很讨厌，告诉我……"正当野兽准备亲吻她时，贝儿掉进冰窟里，然后又被野兽救起。野兽在贝儿身上放了一朵玫瑰，并说："我最后一次让你回家。"这时的贝儿显得比以前可爱，似乎有些爱上野兽了，她带着野兽给的能够促进身体康复的圣水回家了。

贝儿穿着红色的裙子到家后，发现她的家正遭受哥哥的仇人伯久加斯的围攻，父亲在她离开以后，就像"活死人"一样躺在床上。贝儿躺在父亲身边，用野兽给她的圣水疗愈了父亲。而这时她的两个哥哥通过贝儿身上的打扮猜测城堡里可能有大量财物，于是与伯久加斯勾结去抢夺。伯久加斯不顾身边对他钟情的女巫阿斯特里德的警告，贪婪地破坏城堡中的物品，不料把森林中的巨人惊醒了。正当野兽准备击毙伯久加斯时，贝儿及时赶到，请求野兽放过这些人，她说道："别忘了你曾经是人，他们之中有我的兄弟，最重要的是，我在这里，我没有抛弃你。"可是，正当野兽松手时，伯久加斯把箭插入野兽的胸口。

突然，森林之神愤怒了，展开了疯狂的报复行动。贝儿与兄长带着野兽回到城堡的密室里，把野兽放在圣水中，流下了伤心的眼泪。这时，奇迹出现了，解除了魔法之后的野兽变成了贝儿梦中反复出现的王子，两人从此幸福地生活在一起。

## 二、剧情解读

这是电影《美女与野兽》里讲述的故事。

该影片中的姑娘贝儿自幼无母，父亲尽管很爱她，但无法走入她的内心。当父亲对贝儿想留在乡下的想法不解时，她对父亲说："很明显，当女孩不开心时，说明她很生气；如果很高兴，说明她很蠢。"更不要说贝儿的哥哥和姐姐了，两位哥哥表面上是在帮助她，实际上却在利用她与仇敌做交易；两位姐姐思想庸俗，生性自私，对贝儿只有嫉妒。这种环境对女孩的成长是很不利的。

在西方，女孩结婚的仪式上往往都有这一幕：父亲牵着女儿的手，从教堂的一端走向另一端，然后把女儿的手交到新郎的手中。从心理分析的角度说，女孩在成长过程中必须处理如何从"恋父"向与陌生男性建立情感的转变的问题。该影片中贝儿的"恋父"之情，不仅表现在她向父亲索取玫瑰，还表现在她对父亲的眷恋。而父亲的摘花之举既象征着对女儿的爱，又预示着贝儿少女时代的结束，正如那落英残花——尤其是折断的玫瑰象征着处女童贞的失去。

贝儿在与野兽相处的过程中，不知不觉之间，对父亲的贪恋逐渐减少，她把这份爱转移到了野兽身上，具体体现在贝儿做的两个梦里。

第一个梦：贝儿梦见王子猎到一只鹿，在他们准备亲吻时，王子数次被同伴拉走。晚上，等王子喝完酒回家后，她跟王子说："你闻起来真像野兽。"当王子正在兴头上时，她祈求王子放了那头鹿，王子说只要她愿意给自己生个儿子就同意。随后贝儿醒了，发现野兽正在自己的身边，吓了一跳。第二天，贝儿在城堡外看到了那头鹿，她追了过去，在那头鹿的引导下，她来到了一位公主的雕像前。这个梦说明，贝儿在潜意识中已经萌发了对野兽的爱，但在意识层面却还无法接受。

第二个梦：贝儿躺在父亲身边，梦见自己穿着红色的裙子，看到一头鹿在河边饮水，这时恰好被王子一伙追捕。这头鹿在迷宫里跑得筋疲力尽，被王子一箭射中胸口。而这头鹿变成了她自己，王子发现后抱着她哭泣。梦中的贝儿对王子说："我是大山的女神，我可以变成各种不同的生物，我想知道他们所说的爱是什么，我在你这里找到了。"王子回应道："我的爱，原谅我。"贝儿喊了一声爸爸，继续说道："森林之神，他给了女儿永恒的爱，爸爸，饶恕他吧！"这个梦说明，贝儿已经做好了心理准备，即使可能会受伤，她也要离开父亲，把恋父之爱转变为恋人之爱。

这就是贝儿从童稚状态成长为成熟状态的过程。她开始认定自己必须在爱父亲还是爱情人之间做出选择，但后来终于欣喜地认识到，把这两种爱对立起来是幼稚的。借用精神分析之父弗洛伊德的术语说，通过把原来的俄狄浦斯恋父之情转移到未来的丈夫身上，贝儿向父亲奉献了最有益的感情，这使他每况愈下的健康状况得以好转，也使他能在爱女身旁幸福地生活。而且这一转变使野兽恢复了人性，确保了夫妻恩爱的甜美生活。

从心理分析角度可以说，美女与野兽的结合象征着存在于人身上的动物本能与高尚理智之间危险分离的解除。无论是父亲还是野兽，一旦与贝儿分离，就都差点因此丧生。如果运用弗洛伊德的观点说，美女与野兽的结合是"超我"，使"伊底"变得人性化和社会化。

此外，该影片中，贝儿家里由于母亲过早去世，父亲没有再续弦，缺乏一个女主人；野兽因为杀死代表"母性原理"的鹿受到诅咒而被变成野兽，只有得到一个女人的爱才能复原。无论是对父亲、野兽还是兄长，贝儿都扮演着救赎的角色。如果从女性深度心理学角度说，该影片反映了女性与男权社会的和解以及对男权社会的救赎。

### 三、延伸与思考

处理与父亲的关系

在古希腊神话中有一个传说，迈锡尼国王阿伽门农用了十年的时间攻破特洛伊，凯旋后却被妻子伙同她的出轨对象用斧头砍死。他的女儿厄勒克特拉决心为父亲报仇，于是与其兄弟合谋，最终杀死了自己的母亲及其情人。

弗洛伊德在临床实践中发现这个现象在人类社会中普遍存在：在女孩成长过程中的一段时间内，她开始与母亲疏远，把更多的情感投向父亲，甚至与母亲竞争要独占父亲。弗洛伊德把这种现象称为"厄勒克特拉情结"，也就是我们现在所称的"恋父情结"。

有心理学家调查发现，许多女性将来伴侣的模样都跟父亲有关，包括性格、意志、品质等。如果女儿与父亲的关系亲密，那么将来她找的伴侣可能会是父亲的翻版；如果女儿与父亲的关系是对立的，那么将来她会找一个与父亲完全相反的人。而自幼缺失父爱的女儿长大以后，更大概率会爱上比自己年长许多的男性。唐·罗斯执导的电影《另一个女人》里的杰克就是这样跟妻子艾米丽说的，下面是他们的对话：

杰克：你知道你为什么会爱上我吗？

艾米丽：当我第一次看到你的时候，好像我过去就认识你。

杰克：哦，似曾相识，是有点儿道理，是你的父亲，艾米丽，你认出的是他。

艾米丽：你一点也不像我父亲。

杰克：开什么玩笑，我就好像他一样，我是个律师，我是个骗子，我置家庭于不顾，就像他一样。

女作家张爱玲也是一个有"恋父情结"的典型例子，她的作品、她的恋爱经历无不诉说着这一点。张爱玲曾说过，她喜欢"男子的年龄，应当大自己10岁或是10岁以上"。在其作品《心经》中，许小寒爱上了她的父亲，这正是对现实的一种投射。而在现实中，她厌恶自己的继母，她的第一位丈夫胡兰成比她年长14岁，并且当时他已有妻室；第二任丈夫费迪南·赖雅，更是比她大了29岁，他们相识时，男方已经65岁了，还有一个女儿。

在心理治疗师看来，如果女孩在成长过程中没有办法和父亲实现心理上的分离，那么她不仅会和母亲疏远，日后跟同龄男性交往、恋爱也会受到严重影响，极端者成为彻头彻尾的"父亲的女儿"，正如第一辑介绍的电影《百万美元宝贝》中的麦琪。日本有部电影叫《秋刀鱼之味》，讲述了几个女儿因父亲需要照顾而选择不结婚的故事。

从表面上看，这种父女关系是"亲密"的关系。然而，在分析性心理治疗师看来，这种"亲密"的父女关系背后是一种拥有或者说占有的关系。在中国，父亲常把自己钟爱的女儿称为"掌上明珠"，这个美丽说法的背后就是如此——女儿在父亲的"掌握"里。我们可以在老舍的《骆驼祥子》里看到一个极端的例子：丧偶的父亲不允许已经三十多岁的女儿嫁人，却要求她在情人和父亲之间做个选择。此外，在传统中国的社会里，我们还能见到有大量不被父亲钟爱的女儿通常和父亲几乎无亲情可言，在她们身上有的只是惧怕、敬畏、服从和尊敬父亲。

心理分析的经验告诉我们，女性只有完成这样一个发展过程：从母亲怀里分离，恋父，然后放弃恋父，乃至割断，再回到母亲身边，同时发展与同龄男性的关系，对母亲认同，发展女性气质。如此，她才有可能发展成为一个真正的、性感的、能够去爱的、既有母性也有女性气质的女人。也只有在完成了这个过程之后，她才有可能与其他男性建立亲密的、成熟的伴侣关系。

## 四、同类影片推荐

### 神秘巨星

（一）内容介绍

少女伊西娅是一名中学生，她拥有一副天生的好嗓子，对唱歌充满了热爱。有一次在火车上，有个男同学在听到伊西娅的歌声之后，给她送了一张校际比赛的海报，而且奖品很诱人：第一名是一台手提电脑，另带一年免费上网卡。伊西娅接过海报，看着上面的文字，脸上洋溢出了笑容，她看到了希望。

下了火车之后，伊西娅遇到迎面走来接她的母亲娜吉玛。伊西娅看到母亲的黑眼圈后一脸无奈，她心里明白这又是父亲的"杰作"。母亲轻轻摘下墨镜，擦了擦不听使唤的泪水，她心里有太多的委屈。她的左眼已经青一块、紫一块，红肿得睁不开。女儿看到后有些伤感，心疼母亲，但她马上振作起来，转头朝向别处，不屑一顾，好像不值得同情似的。

原来母女俩生活在一个很不自由的家庭。父亲法鲁克是一位工程师，他古板、死爱面子、重男轻女，独断专行，一旦不顺其意，就对妻子拳脚相加。家中还有高龄奶奶和未上学的弟弟杜杜。母亲徘徊在丈夫和女儿之间，无奈、委屈，但她极力维护着女儿的这点爱好，尽量在自己的能力范围内给女儿自由。

在父亲拒绝伊西娅参加唱歌比赛的请求后，母亲偷偷地卖掉了金项链，给伊西娅买了一台电脑，很快，伊西娅便发现，虽然无法在现实里实现梦想，但是在网络中存在着更广阔的舞台。为了不让父亲发现，伊西娅以匿名的蒙面人方式把自己的歌曲上传到网上。歌曲在网上反响良好，有人试图通过报纸来寻找这位"神秘巨星"。这时，妈妈听到"超级巨星"这几个字，原本灿烂的笑容一下子严肃起来，警告女儿说："伊西娅，做明星，人人都会认得你，你要保守这个秘密，你爸爸知道后会赶我们出去，还有这台电脑。"伊西娅不懈地说："爸爸不会知道。"妈妈还是郑重地补上一句："我不是讲笑话，绝对不要让你爸爸发现。""你爸爸明天回来，他会整天呆在家，记得收拾好电脑。"

伊西娅的科学测试成绩出来了，很不理想，老师说过让她必须找爸爸签字。无奈之下，伊西娅拿着试卷去找爸爸，爸爸一怒之下，剪了吉他线，并命令她没有他的准许不能换吉他线。伊西娅反抗，在妈妈的解围下才逃脱了一顿揍。祸不单行的是，爸爸发现了妈妈大胆地用项链给伊西娅换取的电脑！

这次，爸爸恼火到了极点："你下次卖房子也不要跟我说！"说着他拉过来妈妈，叫伊西娅带杜杜进房间，伊西娅想解释这一切都是她的错，责任由她承担。但爸爸不听她解释，直接一巴掌向妈妈的脸上打去。伊西娅意识到情况不妙，赶紧冲出来，她哭着祈求爸爸："我不要电脑了，你卖掉它吧，我承认我错了。"爸爸指着伊西娅说："电脑是你的，当初想要电脑的人是你，我要你亲手扔出去。"伊西娅太愤怒了，她夺过妈妈手中的电脑，飞速朝阳台冲去，重重地摔了下去！

后来，在著名音乐人夏克提的帮助下，伊西娅不仅录制出让她爆红的歌曲，还联系上著名的律师给妈妈起草了离婚协议。然而，在伊西娅把事情经过讲给妈妈听并递上离婚协议书时，妈妈惊呆了，怒火一下子炸开："你现在翅膀长硬了，一个人坐飞机，一个人去孟买，万一出事了妈妈都不知道。你还敢去见律师，你就这么想让爸妈离婚，你有问过我想不想离婚吗？这份离婚文件简直太荒谬了。你爸做错了什么？"说着把文件甩到一边。

伊西娅从奶奶口中得知，原来妈妈当初是冒着生命危险，顶着所有的骂名，偷偷地生下了她，10个月后才抱着她回家。这时，伊西娅一下子内疚了，觉得很对不起妈妈，于是决定跟父母出国，接受"既定"的人生。

在飞机场安检时，由于行李数量超标，需要支付额外费用，爸爸看到了吉他，马上要求伊西娅把吉他扔进垃圾桶。伊西娅很生气，但她还是听从爸爸拿起吉他朝垃圾桶走去。妈妈开始乞求爸爸，让伊西娅带上吉他，爸爸不但没有同意，还侮辱她，并威胁说要在所有人面前揍她。这时，妈妈似乎彻底清醒了，她郑重地对丈夫说："那不只是一把吉他，还是伊西娅的梦想。一个人没有梦想，一切都没有意义，是睡是醒都没有意义，是死是活也没有意义，做梦是每个人的权利，每个人都有权做梦！"随后，她叫伊西娅拿着吉他，自己走到行李箱前，从行李箱中拿出离婚文件，开始在上面签字……

## （二）精彩看点

该影片中，伊西娅的妈妈从小被父母包办婚姻，嫁了个高学历但不把她当人看的工程师，怀孕了发现是女儿后差点被强制流产。为了保住孩子，她不得已离家出走，在孩子生下来之后，因为要活下去，她不得不回到丈夫身边，继续忍受他的暴力虐待。因为晚饭的菜做得太淡了，丈夫直接把餐盘掀翻到她身上；因为没有给丈夫收拾出差的行李，而被骂脑子里都是垃圾；因为女儿的梦想，卖掉自己的项链，给女儿买了台电脑，丈夫知道后对她拳打脚踢，一个耳光把她扇倒在地；因为……

她为什么这么卑微，接受各种践踏侮辱？其实她也曾尝试过独立，怀孕时离家出走，但最终因社会环境的各种打压，才相信"既定"，屈服于现实。她需要丈夫，不然就无法生存下去。讲到这里作者要说的就是：女人，要自强独立，无论何种情况，都要有自己的一个工作、一份收入。就像作者在《过禅意人生》一书中讲述禅意生活的基本特征的第一条：具有生存的基本能力，能自食其力，并以此为荣。又如当代哲学家周国平提到，贫穷剥夺人的自由，钱意味着生存。金钱的最大好处就是使人摆脱贫穷的逼迫，在金钱面前获得自由。

该影片中，法鲁克是典型的男权社会中的大男子主义者，娜吉玛是地地道道的家庭主妇，他们已经失去了平衡，世间万物都讲究协调，人性复杂，这种不平衡的状态，迟早会出现弊端。幸好，该影片的结尾娜吉玛终于产生了意识的觉醒，她决定离开丈夫，试着独立，最后用舆论和法律来保护自己。还有一点，娜吉玛曾经选择依然与丈夫一起生活的理由是害怕儿子以后跟他父亲一样，在她身上我们看到了大母神对男权社会的救赎精神。

该影片中的女儿伊西娅从极度热爱音乐到差点放弃音乐，我们看到了一个鲜活的灵魂差点就走向毁灭。不难想象，如果她去了沙特，她未来的人生就是一具行尸走肉。她毕竟是一个孩子，需要家长的引导，这使作者想起父母有正确的人生观、价值观是多么重要。可在现实生活中，又有多少家长能像伊西娅的妈妈一样？

看一下周围的环境就可以发现，我们传统的"父权式"教育从根源上违背了孩子的天性，他们最擅长的事情就是强制孩子该去学什么、干什么，最常挂在他们嘴上的词汇是"听话"，最愿意看到的是孩子对自己孝敬、尊重，可是这样的孩子能有什么未来呢？那不过是一个听指挥的人形机器罢了。难怪现在的各种网络新闻时常传来，某某学生跳楼自杀、抑郁自杀，听着让人毛骨悚然，难道这不是一个值得"父权式"教育者深思的问题吗？

## 理想的母爱为哪般？

**一、剧情回眸**

这是一个关于四对母女的故事，从中国来的母亲，在美国出生、成长的女儿。

### 第一对母女：琼和母亲素媛

素媛曾经有两个女儿。在旧中国战争时去重庆的路上，素媛染上了痢疾，她以为自己活不成了，就把两个孩子和一封信放在路边。后来，素媛被人救治并来到美国，重组了家庭，但她以为两个留在中国的女儿已经去世，为此一辈子活在内疚之中，她把所有的希望都寄托在了在美国出生的女儿琼身上。

在琼9岁的时候，母亲对她的信念就是"相信琼能够大有作为，成就任何她希望琼成就的事——华人组最棒的钢琴奇才"，但琼平时并未认真练习过弹琴。在一次国际钢琴比赛的首秀中，琼随意地弹琴，开始时表现非常好，但最后一塌糊涂，好像是故意对抗母亲似的，她是这样说的："事实上，我想尽了办法去证明我母亲是错的，我并没有成为最棒的人的才能，我只能成为我自己。我弹得太美妙了，好像我的手是属于莫扎特的，所有人都能看到、都能听到，我是个天才，我的才能被发掘了。但最后收尾并不顺利，只有先生在鼓掌，其他所有人都没什么反应。在这场天才演奏以失败告终后，我觉得我再也不用弹钢琴了。"

可是琼回到家后，妈妈还是照样要求她到点就弹钢琴，琼当然是反抗了。下面是她们曾经的对话：

琼：我才不要弹琴，我不是你的奴隶，这里不是中国，你不能逼我……你想让我成为厉害的人，但我不是。我永远不会成为你想让我成为的那种女儿。

妈妈：有两种女儿：乖乖听话的，或者遵从自己内心的，只有一种女儿能呆在这个家里，就是乖乖听话的那种。

琼：那我希望我不是你的女儿，我希望你不是我的妈妈。

妈妈：太晚了，改不了了。

琼：那我就去死，就像她们一样，那些你在中国杀了的小孩。

### 第二对母女：薇芙丽和母亲林多

母亲林多只有 4 岁时就被父母许诺给黄家做媳妇，15 岁时正式去黄家成亲。林多去了黄家之后，发现丈夫是个比她年纪更小的有智力障碍的男孩，而婆婆因久久抱不上孙子不断打骂她，甚至把其关禁闭。林多最后靠装疯卖傻离开了黄家，但在其心中依然遵守着对母亲的诺言。用薇芙丽的话说就是"我妈总是这样。不管我说什么、做什么、想什么，她总是有着完美的对付手段，好像她是象棋冠军。"薇芙丽回忆道："在年幼时，我就知道我有惊人的天赋，这股力量、这种信念在我身上，要比其他人都优秀，如果有人比我高，比我大，没有关系，但如果他们很刻薄，我会让他们后悔。""'唐人街的国际象棋冠军'，这是我至今唯一完全相信自己的时刻。"

薇芙丽仍清晰地记得，她赢得冠军那天，妈妈拿着那本封面是女儿照片的杂志走在人群中向人们展示她的冠军女儿，表示自己教导得多么成功。为此，母女俩进行过激烈的争吵。下面是她们曾经的对话：

薇芙丽：我希望你不要这样做，告诉大家我是你女儿。

母亲：你什么意思，和你母亲在一起你感到羞耻吗？

薇芙丽：不是这样，就是，很……难为情，仅此而已。

母亲：什么，做我的女儿让你感到难为情？看着我！

薇芙丽：你为什么要拿我来炫耀？如果你想炫耀，为什么不去学下棋？

母亲：薇芙丽……你给我回来！

晚上，薇芙丽回到家，对妈妈那一副"看你能怎样"的表情很生气，便说自己再也不下象棋了，希望能用这样的话来博取妈妈的关注。可是，妈妈却无动于衷，只顾着吃饭。日复一日，薇芙丽期望妈妈能求她再次下象棋，但是妈妈再也没提过，好像薇芙丽从来没下过象棋一样。

最终还是薇芙丽妥协了，来到妈妈跟前说："你猜怎么着，我决定继续下象棋了。"妈妈却说："你以为就这么简单？某一天放弃了，过一天又捡起来，你什么事都是这样。如此聪明,如此简单,如此迅速。不会再这么简单了。"

这句话太有杀伤力了。薇芙丽说,她妈妈的这句话就如同咒语,她是这样说的:"我有这股力量,我对自己的信念,事实上我感觉到它们逐渐枯竭。我可以感到自己变得如此普通,我曾经能洞察到的所有秘密,此时,我再也无法洞察到了,我看到的只有我的错误和弱点。输了比赛我又能怪谁。但我不能怪我的母亲,一切都是自作自受。我再也没下过象棋。我甚至为了讨好她,嫁给了一个中国人。他很出色,我们给她生了一个外孙女。但她满意吗?当我们离婚时,她表现出失落的情绪,好像都是我的错。"

的确,林多好像从不满意薇芙丽所做的一切。和里奇办婚礼前,薇芙丽带她去做头发时,看见一直倔强的母亲落泪了。林多说她想起了母亲曾经说过的话:"你会比我有福气,你的耳朵长得和我的不一样,可是听人家说话要小心,自己要有主心骨。"在店里,母亲提到不一定去参加女儿的婚礼之后,母女俩开始了争吵。不过,林多最后还是接受了薇芙丽和里奇的婚姻。

## 第三对母女:莉娜和母亲莺莺

母亲莺莺原本是大户人家出生的千金,知书达理、才貌双全,但一眼误万年,她遇上了花花公子林萧。林萧以虐人为乐,曾经称莺莺是妓女。莺莺一直以来都是出于维护这个家庭而忍气吞声,但在儿子的满月礼上,她第一次表达了对丈夫的行为很在意。

当时的莺莺打碎碗想用死来威胁林萧,但得到的回应只是"把这些收拾掉,听到没有!"林萧随后带着别的女人回房间……那时的莺莺不知所措,只好收拾起碎碗片……当时,莺莺的脑海中不断地重复着一个想法:"他夺走了我的纯真、我的青春、我的真心、我的一切,我也要夺走我能夺走的他唯一的东西。"于是,精神恍惚的莺莺在给儿子洗澡时,因其脑中思绪飘散而失手溺死了儿子。

此后,莺莺的灵魂随着儿子的去世而灰飞烟灭。即使在多年后,她移居到美国，仍然被曾经的过失所羁绊。同样，莺莺后来所生的女儿莉娜似乎也没有灵魂，对丈夫的不当行为逆来顺受，极力维护着自己的婚姻，生活得压抑。莉娜回忆道："在我成长的过程中，妈妈有几次经历了一些坏的魔咒，她的样子经常看起来又惊又怕，但是她从不谈起，除了说她以前在中国嫁给了一个坏男人。这些年来，妈妈好了很多，她把所有的恐惧都化成了对我的担忧。"

有一次，莺莺来到女儿的新房，她俩进行了如下的对话：

母亲：你想得到什么？我是说从他身上。

莉娜：尊重、柔情。

母亲：现在告诉他。然后，离开这座没平衡感的房子。在他没给你这些前不要回来，直到他双手奉上。

莉娜：我做不到……

母亲：失去他不算什么，你会被人珍爱的。

听了母亲的一席话，莉娜终于和她的尊严生活在一起了。

## 第四对母女：露丝和母亲安美

在安美4岁那年，她的母亲被赶出了家门，原因是安美的长辈们认为母亲不守妇道。他们教安美恨母亲。哪怕母亲去割肉煮汤孝敬安美的外祖母，也得不到长辈们的谅解。在外祖母去世后，安美的母亲带着她去了那个富人家。

后来，安美知道了母亲所做的一切。原来母亲是被富人逼迫的，但没人相信她是被强暴的，连外祖母也不相信。她无家可归，又怀了富人的孩子，但在孩子（男孩）出生的时候，却被富人的二太太抱走了，据为己有。

回忆起这些往事，安美的母亲终于明白自己该怎么做了。就这样，她选择吞食大量鸦片自杀。安美知道母亲希望通过杀死自己微弱的灵魂而能给孩子带去一个更强大的灵魂。安美变得坚强起来，她分得清哪些是真的，哪些是假的。那天，安美学会了呐喊，为自己和弟弟争取到了该有的待遇。

在美国，安美怕孩子活成自己那样，就用与中式教育相反的方式去培养女儿。可是，女儿露丝尽管上学期间非常优秀，但现在却到了婚姻即将破裂的地步。看到这种状况，安美非常痛心，问女儿："你想要什么？"女儿很疑惑："你在说什么？"安美继续说："我在说你的价值。"听到母亲这句话，此时的露丝陷入了沉思。

露丝回忆道："他（丈夫泰德）在校园里第一次做自我介绍的那天下午，他向我借笔记，我假装不知道他是谁。可是，结婚后，我的恐惧逐渐浮现，我嫁给了压力和压力带来的负担。我承诺自己可以摆平，没有什么能够改变我……起初只是一堆小事情，出于爱，一个妻子在丈夫背后做的事，比如支付账单，给他买特别的礼物表达我的爱，最赞的是，他从未开口索要这一切，事实是，他从来都不知道。我告诉自己这是无私奉献爱的方式，而不是怯懦的表现。""随着时间的流逝，我可以看出泰德变得厌倦，我们之间的话越来越少。我更加努力去尝试，我怀孕的理由是能想到的最糟的一条，挽留住婚姻的最后一招，尽管当时我并没有这么想，好消息是，他喜欢她。"

在母亲的引导下，当泰德前来时，露丝终于爆发了："滚出我的房子，你听见了吗？滚出去！你不能拿走我的房子，也不能带走我的女儿，不能拿走我的任何一部分，因为你不知道我是谁。我六十年前就已经死了……滚出我的屋子！……我曾经说过，我的爱渺小卑微，你的爱才熠熠生辉，都是一些傻话……"

最终，露丝找回了自我。

## 二、剧情解读

这是电影《喜福会》里讲述的故事，传达了经典的"中国式"母亲的种种育儿方式。

影片的开头说道：

老妇人记得多年前，在上海傻乎乎地出大价钱买了一只天鹅。这只"天鹅"被小贩吹得天花乱坠，曾经是个极力伸长脖子的鸭子，企图成为一只鹅。现在它已经如此优美，不忍将其烹饪。后来，这个女人带着天鹅漂洋过海，背井离乡，来到了美国，在路上她对天鹅轻语："到了美国，我要生一个像我一样的女儿，但在那里，她不需仰仗他人，在那里，没人会歧视她，因为我会让她讲一口流利的美语，生活一直无忧无虑，她会知晓我的苦心，因为我会赠予她这只天鹅，一只远超期望值的生物。"但是，当她踏入这块新土地，移民局官员把天鹅从她身边拿走了，老妇人只抢到了一根羽毛做纪念。最后老妇人赠予女儿这根羽毛，告诉她这根羽毛看似一文不值，但却是远道而来，承载着她的一片心。

是啊，这片心在上述四位母亲教育孩子的方式上体现得淋漓尽致。

首先，我们来看看琼的疗愈过程。素媛把本来给几个孩子的"爱"和"希望"集中地寄托在了她一个人身上，但过度的"爱"就会变成"绑架"和"勒索"。琼回忆道："妈妈就是什么都要最好的，她对我也同样有信心，认为我无往不胜，相反，我却成为我母亲人生中最大的失意。""不管你期望的是什么，我永远也做不到超越自我的事，而且你从未看到真实的我是什么样子的。"结果，琼变成了心理学上"自我破坏型的女儿"。

幸运的是，琼最后得到了疗愈。有一次，琼与薇芙丽闹别扭，母女俩在厨房里发生了如下的对话：

琼：（没好气地清理着餐具）你没吃你做的螃蟹？

母亲：（面带微笑）我方才说过了，我不饿。（似有觉察）怎么了？

还在生薇芙丽的气？

琼：（一股怒气）我怎么敢气这么有风度的人，只怪自己天生不长进！

母亲：那你是在生我的气了？

琼：不是，只是遗憾你生了个废物，我很替你失望！

母亲：你说失望是什么意思？钢琴？

琼：一切，我的成绩、工作。也没有结婚。你的期许都落空了！

母亲：我没有期许什么，从未期许你什么！只有期盼，期盼你拥有最好的。这样没有什么不对！

在心理治疗师看来，这是疗愈琼内心深处痛苦最为关键的对话。母亲似乎早有准备，她要"给"女儿一些东西。她取下自己脖子上的项链，塞到琼的手里，琼推辞着，母亲十分坚决地说："你拿着，自你小时候我就佩戴着它，现在给你戴着，它有助于你知道，我了解你。我了解你，那只烂螃蟹只有你才会吃它。别人都要好的，你却和别人不一样。薇芙丽吃最好的螃蟹，你却吃最糟的，因为你有颗善良的心，你有种独特的风格，八成是天生的。我了解你。"

此外，琼从父亲的口中知道了母亲内在的痛苦。他是这样告诉琼的："不，她可能觉得自己不够称职。因为她放弃了对其他女儿的希望，当她自己丢失了希望，她怎么能教你去怀有希望。一个母亲绝不能放弃对孩子的希望，但是她从没做到。"在去中国的船上，琼在心里默念着："我会告诉她们（指尚在人间的两位姐姐）这根羽毛看似一文不值，但却是远道而来，承载着我的一片心。"正如前面介绍的影片《神秘巨星》中的女孩伊西娅，她在听了奶奶关于母亲"勇气、力量和不得已"的经历之后，开始从情感的层面理解母亲。从心理分析的角度可以这么说，此刻的琼已经与"内在母亲"和解了，将会在今后的人生中摆脱其束缚。

其次，我们来看看薇芙丽。她与琼显得恰恰相反，是属于"高成就动机型的女儿"，用我们现在时髦的话说就是"女强人"。美国心理学家麦克布莱曾经如此评价这类个体："她们刮起成就动机的旋风，要向母亲和世界证明自己有多么优秀。她试图告诉自己'我是有价值的人'，告诉母亲，'看我做的那些了不起的事就知道了'。她发现无法喜爱自己的本性，她把自己的价值建立在功成名就、日理万机上……这样的女人外表是女强人，但内心并不会因她们的多产和成就而感到满意或自在。她们从不给自己应得的肯定，却不断地在无能感中挣扎。"

薇芙丽就是如此，或许她在事业上挺成功的，但在情感上却遭遇挫折。如果从分析性心理治疗的角度说，薇芙丽的潜意识中还存在着与母亲之间未解开的情结。不过，薇芙丽最后得到了疗愈，母女俩在理发店里的对话就可以说明：

薇芙丽：你为什么不喜欢里奇？

母亲：你担心我不喜欢他？如果我不喜欢里奇，我会表现得很有礼貌，什么都不说，让他得癌症，让我女儿守寡。我当然喜欢里奇，不然怎么会让他娶这么好的女儿。

薇芙丽：你不知道。你不知道你对我有一种影响。你的一句话，一个眼神，我就……又回到了四岁，哭着入睡，因为不管我做什么，都不能取悦你。

母亲：现在……你让我高兴……

这对母女相爱相杀，互不相让，心知肚明却刻意"就要和你唱反调"，除非其中一个先低头，但谁也不愿意。到此时，母女俩才这么放肆地笑着相拥在一起。

然后，我们再看看莉娜。她从小受母亲的影响变得小心翼翼，胆小怯懦，甚至在丈夫面前也可以放下自尊。然而，莉娜的成长也来自母亲所赋予的力量。莺莺看出了女儿在强颜欢笑支撑着这段不和谐的婚姻，她从女儿身上看到了曾经的自己，她决定为了女儿而重生。从分析性心理学的角度说，这时莺莺的表现根植于内在"大母神"的力量，是用沉痛的代价换来的宝贵经验。莺莺是这样说的："尽管我爱我的女儿，一度她与我共有一个身子，共有一个思维，但她出生了，就像一条鱼一样从我身上滑出去了。从此，我只能站在岸边看着她滑翔。我必须把我的故事告诉她，这是唯一的一个可以钻进她体内把她往安全地带拖曳的办法。"前面介绍的影片《神秘巨星》中的妈妈娜吉玛也是如此对待女儿伊西娅的，她自己尽管很懦弱，但在维护女儿的生命和利益时表现得母性十足。

最后，我们来看看露丝。她在学生时代非常有主见，能知道自己的价值所在。而她在遇到家世显赫的丈夫后，她放弃了自己的志向，一心陪伴在丈夫身边，为其生儿育女、相夫教子，事无巨细地打理着家里的一切，她听从丈夫的所有吩咐……母亲当然知道露丝的问题所在，她告诉女儿："我在中式教育下长大，被要求无欲无求、忍气吞声，打碎牙往肚子里咽，即使我以相反的方式教育我的女儿，她却仍难逃窠臼。也是因为你是我生的，还是个女孩，亦如我是我母亲生的，也是个女孩。我们就像上台阶一样，一步接一步，或上或下，步履却始终踏在同一条路上。但是，不能这样。不知道自己的价值，这并不是自你开始的，我母亲意识到自己的价值时，已太迟了，对她来说太迟了，对我来说却不迟。现在，我们会明白，对你来说是否也太迟了呢？"事实证明并不晚，在露丝敢对丈夫说"不"的时候，他们夫妻的关系改善了，他们在喜福会上卿卿我我。

总之，影片中讲述的四个女儿的痛苦和问题均来源于母亲曾经所受的心理创伤，她们的成长和疗愈亦来自母亲的智慧和力量。

## 三、延伸与思考

### （一）理想的母爱为哪般

在中国，"母亲"是个非常伟大、崇高的形象。例如，把祖国比作母亲，把"无私奉献、无微不至的主动式与亲情式服务"称为"妈妈式"服务。

同样，西方社会对母爱亦非常强调。心理学家弗洛姆曾经提出"母爱是对孩子生存和需要的无条件的肯定，母亲和孩子的关系就其本质来说是两个不平等的人之间的关系，其中一个人需要帮助，而另一个人给予这种帮助"。基于母爱的这种特点，母爱一直被看作是爱的最高形式和最神圣的感情联系。

需要注意的是，弗洛姆所强调的母爱不是母亲对婴儿的爱，而是母亲对成长中孩子的爱，他是这样说的：

> 孩子必须长大，必须脱离母体和母亲的乳房，必须成为一个完整、独立的生命。母亲的真正本质在于关心孩子的成长，这也就意味着也关心母亲和孩子的分离。母爱不仅应该允许这一分离，而且还应该希望并促成这一分离。只有在这个阶段，母爱才能成为一项艰巨的任务……但恰恰在这点上许多母亲都失败了。

在弗洛姆的眼中，只有那些有能力爱的女性，那些热爱丈夫、热爱其他孩子和人类的女性才能成为真正爱孩子的母亲。在这个意义上，没有能力爱的女性可能是一个娇惯孩子的母亲，或者控制孩子的母亲，但永远成不了爱孩子的母亲。这就是说，检验一位母亲是否爱孩子的试金石，是看她愿不愿意忍受与孩子的分离以及在分离后能不能继续爱着孩子。

黎巴嫩诗人纪伯伦曾经把父母和孩子的关系比作"弓"与"箭"的关系，他在《论孩子》中写道："你们的孩子，都不是你们的孩子，乃是生命为自己所渴望的儿女""你们是弓，你们的孩子是从弦上发出的生命的箭矢"。

在中国，许多父母的所作所为却与这个观点背驰。作者有一位女性朋友，平时工作忙碌，晚上给女儿陪读，现在女儿已经读高中了，她依然陪读。有一次聊天时，她跟她女儿说："以后报考大学，要么离我们家近一些，要么离你外婆家近一些。"作者出于好奇，事后问她女儿想去哪里读大学，她说："我想去离家远一些的地方读。"显然，该朋友的"母爱"里掺杂着"自私"，把孩子当"婴儿"在养育，而不是在培养一个独立的个体和独立的生命。

心理学家斯蒂芬·米切尔曾经在《弗洛伊德及其后继者》中写道："在温尼科特看来，母亲就是神志不清。原初母爱关注是一种建设性的短暂疯狂，使母亲能够悬置自己的主观性，成为幼儿主观性发展的介质。"但是，"理想的状况是，母亲逐渐脱离这种替代自我的状态……她开始漏一拍，然后是两拍，再然后是三拍。"也就是说，"母亲在需要的时候出场固然很关键，但同样重要的是，她在不被需要时候应退场。"

总之，在心理学家眼中，无微不至的母爱针对的是婴儿。如果把这种"母爱"运用到青少年甚至成年个体，那么这样"爱"的背后就有如电影《长发公主》中的巫婆对小女孩的"爱"了：巫婆对小女孩无微不至照顾的背后是利用孩子的长发来维护自己的青春美貌。

（二）"陪伴"/"爱"的意思是否被误解和庸俗化了呢

当下，"陪伴""爱"等词语非常流行，各行各业的人都在强调。到网上搜索一下，诸如"教育就是陪伴""陪伴是最好的爱""陪伴是最好的教育""陪伴是最好的家庭教育""陪伴是最长情的告白""最好的爱是陪伴"等这类主题和文章有很多。

类似上述影片中介绍的素媛和林多，我们现在有许多父母自从孩子上小学开始就不断地在学校边租房子住，有些母亲甚至还成为"陪读妈妈""全职妈妈"。她们像候鸟一样，随着孩子上不同的学校而住不同的地方。然而，在孩子上大学后，许多人出现了心理障碍。看一下，这几则案例：

## 1. 他们剥夺了我的生存权

王同学，女，21岁，某医科大学八年制学生，目前读大三，成绩在班级第一，刚从国外做交换生回来，患有"进食障碍"。母亲从事财务工作，整天关心孩子吃什么，说"为了孩子愿意牺牲一切"，父亲也从事财务工作，喜欢教育人，王同学小时候会因一点小事而被教育上三个小时。为此王同学不敢犯错误，比较乖，学习成绩一直不错，追求完美，凡事只要开始就会坚持到底。高考志愿是按父母要求报的。王同学偏胖，对体型比较关注。大一时看到别人运动，她也开始运动减肥，后来因效果不明显而采用控制饮食的方法，导致其体重从55公斤下降到40公斤，而身高是1.63米，她对自己处在饥饿状态时的控制力感到满意。因一年来停经，她考虑为了身体健康而开始大量进食，使体重增至65公斤，但不会催吐。她在就诊过程中告诉医生，她最讨厌的是父母总说"为了孩子愿意牺牲一切"，恨"他们剥夺了我的生存权"。而她的父母则困惑："从小到大对她那么好，还出问题了？"

## 2. 年薪16万还想辞职

叶先生，24岁，大学本科毕业，从事计算机工作。一年前，父母通过亲戚关系给叶先生在杭州找了一份工作，年薪是16万。但是，叶先生工作10个月后选择辞职了。当时父母非常生气，叶先生回家后，父母又给他安排在姑父的厂里工作。不过仅工作3个月，他又辞职了。叶先生告诉医生："自己也不知道想做什么。"叶先生现在经常在家看电视，玩电脑，对以后的事没想法。父母已经给他买好房子，但叶先生还是不满意。据了解，叶先生小时候很乖、成绩好、生活节俭。他的父母感到困惑："我从小就陪读，什么都给他弄好了，小时候也是好好的，现在为什么不想工作呢？"

## 3. 我不给她压力

李女士在结婚前开服装店，自从女儿出生后就放弃工作，成了全职太太，在孩子读小学三年级时离异，与女儿"相依为命"，以陪读为主要任务。在咨询过程中我问她："不工作，生活费从哪里来？"她说生活费是以前做生意时留下的，前夫也会提供一些，现在只要女儿能把书读好就行。作者跟她说："你得去做自己的事，你这样天天陪孩子对自己和女儿的成长都没有好处。"她回答："我不给她压力。"作者然后反问她："你现在不是出现了焦虑、失眠，而女儿像个被惯坏了的小公主吗？"李女士开始出现沉默。

类似的案例在精神卫生科中经常遇到。就诊的母亲们往往把子女放在第一位，整天把"陪伴"一词挂在嘴边。许多时候听起来像是一种父母对孩子的"爱"。然而，在精神卫生工作者看来，那些所谓的"陪伴"往往弊多利少，不利于孩子独立成长。这种"陪伴"的背后，在很多时候存在以下的潜意识动机：

父母们自己没有人生追求，内心感到自卑，所以就像穷途末路的赌徒，把所有的宝都押在唯一赌注——孩子身上。那种"爸妈为你牺牲了这么多，你就应该XXXX"的道德绑架式语言背后往往就是如此。从心理学的补偿理论看，盼望子女成龙成凤的父母，多半是对自己不满意。自己的希望破灭了，于是将重任寄托给下一代。孩子变成了生活的所有，他们也乐在其中。

那么，什么样的"陪"才是理想的父母对孩子的"陪伴"/"爱"呢？这很难有一个标准的答案。从心理卫生的角度说，当孩子在学龄之前，让他能感到周围环境是安全的，如果有需要时你能及时出现在他的身边；当孩子上学以后，你能识别孩子的兴趣、特长，在他出现困难而需要帮助时，你能及时给予援手；当孩子到了青春期时，鼓励他去独立探索世界，给他树立人生榜样。这些都是不错的"陪伴"/"爱"的方式。

总之，父母对孩子理想的"陪伴"/"爱"的前提条件是有利于促进孩子独立人格的养成,而不是把他培养成"巨婴"。如果人们的出发点是想改变对方,体验不到对方的深层情感,没有把对方当成独立个体对待,那么这种所谓的"陪伴"/"爱"就是一种"我与它"的关系。就如我们精神卫生科所见,许多"中国式"父母常常对自己的子女唠叨"一切还不是为了你!"这句话所掩饰的,不过是父母的自私自利之心而已。说得不客气一些,父母们在用这句话做自己不良行为的道德遮羞布。当然,这种行为许多时候是出于"无意识"的。从存在主义哲学和心理治疗的角度说,这种所谓的"陪伴"/"爱"是对自己"存在性困境"的逃避行为,正如罗洛·梅所说:

> 这个社会充满了焦虑、寂寞、空虚的人。在我们的社会中,有各种"依赖"伪装为爱,有的是互相帮助,有的是彼此满足欲望,有的是透过各种人际关系进行的商业活动,有的甚至明显是因寄生而引起的被虐待狂。两个感到孤独和空虚的人彼此联系,以一种心照不宣的默契让彼此免受寂寞之苦,这也是很常见的。

为了让孩子能够健康成长,再借柏杨的话呼吁一下:"夫妻绝不(能)把孩子当作实现自己愿望的工具或炫耀的工具。"

(三)问过孩子的意见吗

影片《喜福会》中讲述的四位母亲在培养女儿的前期似乎都没有"问过孩子的意见",更别说尊重孩子的意见了。

这种现象在我们的社会中很普遍。作者在精神卫生科工作,经常遇到学业已经很重、还要参加许多课外辅导班的孩子,作者问其父母原因的时候,有的父母回答是"笨鸟先飞",有的父母说是孩子做作业速度太慢,还有的父母说这是"家校联动机制",自己只是在全力配合老师。作者随后又问父母,你们跟孩子商量过吗?许多父母一脸茫然,有的父母就直接表达:"都是为了孩子好""没必要商量""征求孩子的意见，哪有孩子会同意的啊"……当然，也遇到过父母说："我不想给他报那么多学习班，是孩子自己想报的。"从精神卫生的角度说，这类孩子更是可怜，小小年纪就变成了"小大人"。

在治疗过大量"问题孩子"的厌学问题、游戏问题、暴力问题、学业问题、亲子关系问题、交友问题之后，作者发现在我们的社会文化传统中，"征求并尊重孩子的意见"是许多家长所忽略或者认为不重要的事。

再看看传统社会，有心的你不难发现，传统中国人对孩子很是"理直气壮""名正言顺"地实施管理，而丝毫不觉得是罪过和无耻，许多人就是见不得孩子展现生命力和创造力，非要把孩子当作成年人的对立面来对待才能心安。

在电影《两个小洛特》中，讲述了两个9岁的小女孩路易丝·帕尔菲和洛特·克尔纳，在一次夏令营中相遇，她们惊奇地发现彼此竟然长得一模一样。其实，她俩是双胞胎，在父母离婚时，路易丝被爸爸带走了，洛特则跟着妈妈，两人分别居住在维也纳和慕尼黑，互相不知道对方的存在。在最初的惊讶过后，她们聊着聊着，知道了自己的命运，互相感叹道，爸爸妈妈在决定离婚的时候，"能不能把我们一分为二，其实应该首先问问我们的"。幸运的是，两个女孩通过互换身份，分别与另一位父母的接触，最后重新让家庭复原，过上了幸福的生活。然而，在我们的周围，有多少离异的父母征求过孩子的意见呢？有些已经离婚的父母居然还假装生活在一起。父母们要么像处理物品一样强行把孩子带走，要么欺骗孩子的情感。

在电影《何以为家》中，12岁的男孩赞恩在法庭上向法官状告他的亲生父母，原因是他们生下了他。是什么样的经历让一个孩子做出如此不可思议的举动？影片中，赞恩的父母在无力抚养和教育孩子的状况下依然不停地生育，作为家中的长子赞恩，弱小的肩膀承担了无数生活的重压。当妹妹被强行卖给商贩为妻时，赞恩愤怒地离家，之后他遇到一对没有合法身份的母子，与他们相互扶持、勉强生活。然而，生活并没有眷顾赞恩，重重磨难迫使他做出了令人震惊的举动……赞恩曾经说道："我曾经以为我们长大了，就会变成好人，被所有人爱，但上帝不希望我们这样，他要我们当地毯，供人踩踏。"

同样，随着"全面二胎"政策的放开，我们的父母在生孩子前应该思考一个问题：如果一切都不是你想象的那样，你该怎么办？不然，类似影片中赞恩"状告亲生父母"的现象就会出现。其实，作者在临床心理咨询工作中就已经遇到过数例类似的个案，孩子们对父母没有经济能力却还要再生弟弟妹妹表示愤怒；还有一部分父母因为孩子多、被艰难的生活"困住"而出现了心理障碍。

总之，我们的父母在生养孩子的过程中有必要思考一下这个问题：我是把孩子当成了宇宙中的"神"，还是"养儿防老"和"光宗耀祖"？甚至只是盲目和被动地种"韭菜"呢？

## 四、同类影片推荐

### 洛瑞太太和她的儿子

（一）内容介绍

洛瑞先生与母亲伊丽莎白女士一起生活。

具有神经质人格特点的伊丽莎白因患病而长期卧床，她不曾看到外面的世界，家里也很少有访客，她固执地活在自己的美梦中，余生都在念叨着她对儿子的不满与失望，指责丈夫和孩子没有赚到足够多的钱。

在父亲去世之后，洛瑞先生负责照顾卧病在床的母亲，每次都是等到她入睡了才开始在阁楼作画，全心全意，甘之如饴。无论是在生活方面还是画画方面，洛瑞先生终其一生都在追寻着如何让母亲快乐和认同。当然，洛瑞先生也在默默地坚持着自己欣赏的东西。

在母亲去世之后，洛瑞先生多次拒绝英国首相颁发的勋章，并拒绝勋爵的封号，他觉得这些已经没有意义了。

(二) 精彩看点

影片中的伊丽莎白女士显然是一位具有很强控制欲的母亲。

分析性心理学知识告诉我们，如果母亲的控制欲太强，那么由她养育出来的儿子在个性方面将会显得懦弱，而且会在处理恋爱婚姻方面出现麻烦。影片中的洛瑞即是如此，他的画作在早期遭到艺术评论家嘲笑，被认为出自儿童之手，因为他笔下的人物，头大大的，身体细细的，就像一根根的火柴棒一样，被称为"火柴男人"。

有人可能会说，尽管其母亲一生都在阻挠他的艺术事业，但是洛瑞之所以能够成为优秀的画家，却不得不归功于他的母亲。是的，从艺术上可以这么说。但是，如果从心理成长、人格发展的角度说，这种成就显得有些悲哀了，所付出的代价未免也太大了。从某种程度上可以说，在母亲强大的控制欲影响之下，洛瑞始终是一个"永恒的少年"。

与这部影片内容相对照，电影《楢山节考》中，讲述的母亲显示出了另一种风格。该故事发生在一百多年前日本信州深山里一个偏僻的村落。小山村后面的楢山连绵不断，山顶终年积雪，将村庄与外面的世界隔绝开。由于生活极端贫困，这里有个习俗：每户人家，只有大儿子可以娶妻生子，其他男人只能干活，不许结婚，他们被称作"奴崽"；老年人，男人一到70岁，女人一到60岁，就要由儿子背到村后的楢山上，任其自行生灭。该影片中的阿玲婆年岁将近但身体硬朗，她故意把自己的门牙碰断，在参拜楢山之前，她不仅忙着为大儿子辰平操办续弦的事，还在努力地帮傻傻的二儿子利助找个女人让他尝尝男女之欢的滋味。在该料理的事情都办完之后，阿玲婆放心地定下了上楢山的日期，让辰平背着她上楢山，她在一块没有尸骸的岩石上面坐下来，这时，天下起了雪，而这正是阿玲婆所期待的吉兆。

再看看我们曾经的经典《二十四孝》中有"埋儿奉母"的故事，明朝时还有把自己的女婴吃了的呢，现在还有父母用女儿给儿子换媳妇的呢。在文化方面，这是多大的反差啊！

鲁迅先生曾深刻地揭露出中国人所尊奉的孝道，乃是长者本位在前、利己私心于后。他认为，强调父母对子女的恩是人伦认识史上的谬谈，无我的爱才应是人类生育的天性之道。作者曾在《做自己的旁观者：用禅的智慧疗愈生命》一书中提出：中国文化中的"孝"与用"身体化"的方式来否认"死亡"有关；我们在用别人的青春做自己应对年老和死亡的枕垫。孙隆基教授对此也有过一段精辟的论述："中国人的代价，是将原本可以全面盛开的青春阶段这一个高峰铲低甚至平均，去填补老年时将面临的深堑；用'别人'做自己'枕垫'的结果，亦可能导致对一己生命这个主权的让渡。"这就是说，对于"中国式"的女性来说，如何做个智慧的母亲依然是"路漫漫其修远兮"（这一条同样适用于"中国式"的男性）。

本书就此搁笔，不知作为女性的你在读完之后内心有无起波澜？做好准备对自己持肯定态度、视自己为最严肃要务、明察自己一切作为、恒常审视自己作为了吗？诚如荣格所说，"人格就是'道'"。如果你是一位男性，不知你在读完之后内心有无出现别样的滋味？你是继续施行传统"男权社会"中的"扶阳抑阴"或"采阴补阳"让社会停滞于低进化程度的"阴阳失衡"状态，还是开始通过"滋阴壮阳"或"阴阳双补"来达到社会更高进化的程度"阴平阳秘"状态呢？

图书在版编目（CIP）数据

和心理医生看电影. 女性篇 / 包祖晓，包静怡著.
北京 ：华夏出版社有限公司, 2024. 7. -- ISBN 978-7
-5222-0679-0

Ⅰ. R749.055

中国国家版本馆 CIP 数据核字第 2024HY2409 号

和心理医生看电影. 女性篇

著　　者　包祖晓　包静怡
责任编辑　梁学超　苑全玲

出版发行　华夏出版社有限公司
经　　销　新华书店
印　　刷　河北宝昌佳彩印刷有限公司
装　　订　河北宝昌佳彩印刷有限公司
版　　次　2024 年 7 月北京第 1 版
　　　　　2024 年 7 月北京第 1 次印刷
开　　本　710×1000　1/16 开
印　　张　13.25
字　　数　176 千字
定　　价　69.00 元

华夏出版社有限公司　地址：北京市东直门外香河园北里 4 号　邮编：100028
网址：www.hxph.com.cn　电话：(010) 64663331（转）
若发现本版图书有印装质量问题，请与我社营销中心联系调换。